W0254998

LEICHENÖFFNUNG BEFUND und DIAGNOSE

EINE EINFÜHRUNG IN DEN PATHOLOGISCH-ANATOMISCHEN SEZIERSAAL UND DEMONSTRATIONSKURS

VON

PROFESSOR DR. HERWIG HAMPERL

DIREKTOR DES PATHOLOGISCHEN INSTITUTES DER UNIVERSITÄT BONN

MIT 24 ABBILDUNGEN UND 1 BEILAGE

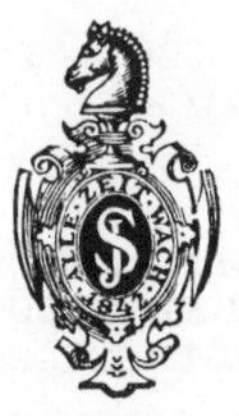

SPRINGER-VERLAG BERLIN HEIDELBERG GMBH

1956

ISBN 978-3-662-23368-9   ISBN 978-3-662-25415-8 (eBook)
DOI 10.1007/978-3-662-25415-8

ALLE RECHTE,
INSBESONDERE DAS DER ÜBERSETZUNG IN FREMDE SPRACHEN,
VORBEHALTEN

OHNE AUSDRÜCKLICHE GENEHMIGUNG DES VERLAGES
IST ES AUCH NICHT GESTATTET, DIESES BUCH ODER TEILE DARAUS
AUF PHOTOMECHANISCHEM WEGE (PHOTOKOPIE, MIKROKOPIE) ZU
VERVIELFÄLTIGEN

© BY SPRINGER-VERLAG BERLIN HEIDELBERG 1956

URSPRUNGLICH ERSCHIENEN BEI SPRINGER-VERLAG OHG.
BERLIN · GÖTTINGEN · HEIDELBERG 1956

MEINEM VEREHRTEN FREUND UND LEHRER
ROBERT RÖSSLE
ZUM 80. GEBURTSTAG
IN DANKBARKEIT ZUGEEIGNET

Vorwort

Die neue Prüfungsordnung verlangt: „Der Kandidat muß sich befähigt zeigen, an der Leiche die vollständige Sektion mindestens einer der drei Haupthöhlen auszuführen und den Befund sofort niederzuschreiben[1].“ Das klingt so, als würde der Gesetzgeber es als unbedingt notwendig ansehen, daß jeder approbierte Arzt im Stande sein müsse, eine Leichenöffnung kunstgerecht durchzuführen. Der Fach-Pathologe weiß, daß eine solche Forderung ebenso unerfüllbar ist, wie wenn man von jedem Arzt verlangte, er müsse im Stande sein, jederzeit einen Magen zu resezieren: der Arzt wird in beiden Fällen gut daran tun, sich an den Fachmann zu wenden.

Die Forderung der Prüfungsordnung kann also kaum darauf abzielen, vom Studierenden ein Wissen und eine Fertigkeit zu verlangen, die sich nur in jahrelanger Übung, nicht aber in einem zweistündigen Semestralkolleg erwerben läßt — reicht doch dieses gerade aus, um ihm die einfachsten Handlungen bei der Leichenöffnung vorzuführen. Der Sinn der Prüfungsanforderung muß meines Erachtens in etwas anderem liegen: Nirgends lernt der Studierende den die ganze naturwissenschaftlich orientierte Medizin durchziehenden Unterschied zwischen der objektiven Feststellung eines gegebenen Sachverhaltes und seiner subjektiven Ausdeutung, den Unterschied zwischen Befund und Diagnose so klar zu erkennen, wie bei der Leichenöffnung, der Erfassung des Organbefundes und der sich darauf aufbauenden pathologisch-anatomischen Diagnose. In diese neue Welt wird der Studierende im pathologisch-anatomischen Sektions- und Demonstrationskurs eingeführt, und er hat bei der Prüfung zu beweisen, daß er sich in ihr bewegen kann.

Schon vor Jahren entstand der Plan, dem Studierenden für diesen wichtigen Schritt in seinem Studiengang einen Leitfaden an die Hand zu geben. Er fand seine Verwirklichung in einem Büchlein gleichen Titels, das 1944 in Prag erschienen ist. Die jetzige Fassung

---

[1] Bestallungsordnung vom 15. 9. 1953, § 45.

ist zwar wesentlich erweitert, hält aber an dem eben dargelegten Grundgedanken fest. Das Büchlein will also weder ein Kompendium der pathologisch-anatomischen Sektionstechnik, noch ein Lehrbuch der makroskopischen Diagnostik sein — für beide gibt es ausgezeichnete, empfehlenswerte Werke aus der Feder unserer besten Pathologen[1]. Bei dem vorliegenden Heftchen dreht es sich vielmehr um die Ordnung der Tätigkeit im Seziersaal, wie sie sich in den gut geleiteten deutschen Instituten entwickelt hat, und wie ich sie von meinen Lehrern übernommen habe; die einfachsten Handgriffe der Obduktion sollen dem Studierenden erläutert und die Gedankengänge aufgezeigt werden, die bei der Feststellung des Befundes und dem Aufbau der Diagnose den Anfänger wie den Meister leiten müssen.

Hat der Leser aber einmal diese wesentlichen Dinge in sich aufgenommen, sind sie ein Teil seiner ärztlichen Haltung geworden, dann mag er getrost von diesem Büchlein Abschied nehmen wie von einem Führer, den man hinfort nicht mehr nötig hat, dessen man aber doch vielleicht noch späterhin einmal dankbar gedenkt.

Bonn, im April 1956   H. HAMPERL

---

[1] R. RÖSSLE, Sektionstechnik, Springer-Verlag 1955. MARESCH u. CHIARI, Anleitung zur Vornahme von Leichenöffnungen, Urban u. Schwarzenberg 1933. BEITZKE, Pathologisch-anatomische Diagnostik an der Leiche nebst Anleitung zum Sezieren, Springer-Verlag 1926.

Inhalt

Als lose Beilage: Kurzgefaßte Sektionsanleitung. (In der Einstecktasche am Schluß des Buches.)

A. Die Leichenöffnung

I. Allgemeine Grundsätze

In jedem Obduzenten sollte, wenn er an den Sektionstisch herantritt, das Gefühl wach werden, daß er im Begriffe steht, eine ernste, um nicht zu sagen feierliche Handlung vorzunehmen. Ist doch die Auskunft, die uns die Toten über ihre Leiden geben sollen, der letzte Dienst, den ihr Körper uns, den Lebenden, erweist. Es ist, als sprächen sie mit den Worten Michelangelos[1] zu uns:

> „Menschen waren wir ja auch,
> Froh und traurig so wie ihr,
> Und nun sind wir leblos hier,
> Sind nur Erde wie ihr sehet.
> Alles endet, was entstehet,
> Alles, alles rings vergehet.“

Dieses Gefühl der Ehrfurcht geht leider nur zu leicht beim alltäglichen „Sektionsbetrieb“ verloren, ja manche scheinen geradezu einen Stolz darein zu setzen, jenen natürlichen Schauer, der jeden empfindenden Menschen wie von einer anderen Welt her anweht, möglichst nicht aufkommen zu lassen, so, als ob er eines Mannes unwürdig wäre. Wie schnell wäre diese Einstellung verflogen, wenn die Betreffenden Gelegenheit hätten, auch nur einige Worte mit den leidtragenden Verwandten zu wechseln!

Die Ehrfurcht vor dem toten Mitmenschen und die Rücksicht auf seine Verwandten hat unsere ganze *Haltung im Seziersaal* und auch außerhalb des Seziersaales zu bestimmen. Der Seziersaal ist nicht der Ort für ausgelassene Fröhlichkeit, in ihm soll weder gegessen noch geraucht werden, es sei denn, daß dies ein Gast tut, um besser über die ihm ungewohnten und unangenehmen Geruchsempfindungen hinwegzukommen. Auch außerhalb des Seziersaales sind Wahrnehmungen und Erfahrungen bei den Leichenöffnungen kein Gesprächsgegenstand, vor allem nicht vor Laien, denen der junge

---

[1] Siehe HUGO WOLF: Gedichte von Michelangelo Nr. 2.

Mediziner gern mit derartigen Erzählungen einen kalten Schauder einflößen möchte, ohne zu bedenken, welche Geschmacklosigkeit er damit begeht. Abgesehen davon, daß auch für den Seziersaal eine Art ärztlicher Schweigepflicht gilt, wird dadurch auch insofern Schaden angerichtet, als bei Laien nur allzu häufig auf Grund derartiger Erzählungen ganz falsche Vorstellungen vom Wesen einer pathologisch-anatomischen Leichenöffnung entstehen. Es ist nur zu begreiflich, wenn dann aus solchen Vorstellungen heraus die Zustimmung zur Obduktion verstorbener Angehöriger verweigert wird.

Aber auch im Gespräch mit Kollegen und Ärzten ist eine gewisse *Zurückhaltung hinsichtlich der Erfahrungen am Sektionstisch* am Platze. Vor allem kann man nicht eindringlich genug vor jener selbstbewußten Überheblichkeit gegenüber den klinischen Ärzten warnen, in die junge Kollegen so leicht verfallen, weil sie bei der Obduktion eine ungenaue oder falsche klinische Diagnose richtigstellen konnten. Dabei bedenken sie nicht, unter welchen Schwierigkeiten ein Arzt die Diagnose einer inneren Krankheit oft stellen muß, die der Obduzent nach Eröffnung der Leibeshöhlen auf den ersten Blick erkennt. Er ist deswegen in keiner Weise tüchtiger oder klüger als der Kliniker, sondern hat bloß Gelegenheit, mit Methoden an die Krankheit heranzugehen, die dem Kliniker verwehrt sind[1]. Nichts ist daher verfehlter, als wenn sich der Obduzent zum Richter über den Kliniker und seine diagnostischen und therapeutischen Bemühungen aufwirft. Nur die vertrauensvolle Zusammenarbeit zwischen beiden Teilen ergibt ja erst jene restlose Aufklärung eines Krankheitsfalles, die der wahre Pathologe immer anstreben sollte.

So sehr man also die Anwesenheit eines interessierten Klinikers am Obduktionstisch begrüßen wird, so sehr muß man sich aber

---

[1] Hier ist vielleicht der Ort, eine alte Prager Anekdote vor der Vergessenheit zu retten, die dies recht treffend beleuchtet. Hofrat v. JAKSCH, der berühmte Internist, mußte es einmal bei der Obduktion eines seiner Kranken erleben, daß die klinische Diagnose sich als vollkommen falsch erwies. Zunächst etwas betroffen, faßte sich v. JAKSCH aber bald und hielt seinem Freund, dem bekannten Pathologen GHON, eine Zündholzschachtel hin mit der Frage: „Was ist in dieser Schachtel drinnen?" „Was soll denn anderes drinnen sein als Zündhölzer?" antwortete GHON. „Fehldiagnose!" versetzte v. JAKSCH, indem er die Schachtel mit einem schlauen Lächeln öffnete und sie dem überraschten GHON zeigte. „Nur Reißnägel!"

auch hüten, ihn *auf den Gang der Obduktion Einfluß nehmen* zu lassen. Nur allzu leicht wird ein gefälliger Obduzent nämlich dazu verführt, von dem gewohnten Gang der Leichenöffnung abzuweichen und ein den Kliniker besonders interessierendes Organ außerhalb der Reihenfolge und gegen alle Regeln zu sezieren. Werden aber dabei wichtige Zusammenhänge zerstört, so trifft nie den Kliniker die Schuld, sondern nur den Obduzenten, der nicht fest genug auf dem Recht bestand, nach seiner Weise zu verfahren. Würde sich ein Chirurg vom Internisten das Operationsverfahren vorschreiben lassen?

Unsere Grundeinstellung zu dem Toten und seinen Verwandten wird sich auch in Einzelheiten der Obduktion auswirken insofern, als wir alles vermeiden, was zu groben *Verunstaltungen des Leichnams* führen könnte. Insbesondere verbieten sich Schnitte an Gesicht und Händen. Ist aber einmal ein weitergehender Eingriff, wie etwa die Herausnahme von Knochen des Schädels notwendig, so erwächst uns die Verpflichtung, die ursprünglichen äußeren Verhältnisse so wiederherzustellen, daß von den Maßnahmen der Leichenöffnung nichts mehr zu sehen ist.

In jedem pathologischen Institut hat sich eine bestimmte *Methode der Leichenöffnung* als Regel herausgebildet. Dies ist schon deswegen nötig, weil ja auch den Studenten im pathologischen Sektionskurs von den Dozenten und Assistenten des Instituts eine einheitliche Obduktionstechnik übermittelt werden muß. Jede der verschiedenen Methoden hat ihre Vor- und Nachteile, so daß es also kein ideales und deshalb überall eingeführtes Verfahren gibt. Die im nächsten Abschnitt geschilderte Methode kann daher auch nur für die Verhältnisse des Bonner Institutes Gültigkeit beanspruchen. So verschieden aber die an den einzelnen Instituten geübten Obduktionsmethoden auch sein mögen, gewissen grundsätzlichen Forderungen müssen sie alle Rechnung tragen.

Eine sehr wesentliche Forderung besteht darin, daß die präparatorische Behandlung der Organe so vor sich gehen soll, daß man auch später noch immer imstande ist, die wichtigsten krankhaften *Zusammenhänge* aufzuzeigen. Dem ist schon die Schnittführung durch die Organe insofern angepaßt, als wir z. B. Leber, Milz oder Nieren nicht mit einem Schnitt in zwei Teile zerlegen, sondern immer eine Parenchymbrücke stehen lassen, die gewissermaßen als Scharnier dient, wenn wir dem Organ durch Zusammenklappen der

1*

Schnittflächen wieder die ursprüngliche Größe und Form geben wollen. Dabei ist eine große glatte Schnittfläche, sogar wenn sie falsch angelegt wurde, vorteilhafter als zahlreiche kleine, vielleicht richtig durchgeführte Schnittchen. Außerdem erlauben große glatte Schnittflächen eine viel bessere Beurteilung der Organzeichnung und -farbe.

Besonders wichtig ist es immer, die *bei einer Operation gesetzten Zusammenhänge* darzustellen und zu erhalten: Was der Chirurg verbunden hat, soll der Pathologe nicht trennen. Man schneidet also nicht durch eine Anastomose, sondern an ihr vorbei, umschneidet eine Laparatomiewunde, statt sie zu eröffnen usw.

Dem Bestreben, Organzusammenhänge, wie etwa die abführenden Wege der Drüsen, möglichst zu erhalten, und zwar besonders dann, wenn sie Sitz irgendwelcher krankhafter Veränderungen sind, steht der Wunsch gegenüber, die einzelnen *Organe zu isolieren*, damit sie im ganzen bequem betrachtet, gemessen und gewogen werden können. Zwischen diesen einander entgegengesetzten Anforderungen wird in den verschiedenen Obduktionsmethoden ein Ausgleich versucht, der bald mehr dem einen, bald mehr dem anderen Standpunkt Rechnung trägt. Darüber ist man sich aber einig, daß Verbindungen zwischen den Organen soweit irgend möglich erst dann durchtrennt werden sollten, wenn man sich überzeugt hat, daß dabei keine krankhaften Veränderungen zerstört werden. Praktisch wird das bedeuten, daß man z. B. zuerst den Ductus choledochus und eventuell die übrigen Gebilde im Ligamentum hepatoduodenale auf ihre Wegsamkeit prüft, bevor man die Leber am Hilus abtrennt und einschneidet.

Alle die verschiedenen Obduktionsmethoden stellen gewissermaßen nur die *Grundregeln* dar, die der Obduzent, besonders der junge, zunächst einmal beherrschen muß, damit er von ihnen je nach den besonderen Gegebenheiten des Einzelfalles *abweichen* kann. Erst die genaue Kenntnis der Regel kann ihm diese Freiheit geben. Die Behauptung ist nicht zu gewagt, daß der erfahrene Obduzent kaum je eine Leichenöffnung durchführt, die in allen Einzelheiten jenen Regeln entspricht, welche also gewissermaßen nur für den Idealfall des unveränderten gesunden Organismus gelten.

Die Aufstellung fester Regeln, wie bei der Obduktion zu verfahren sei, hat aber noch einen Vorteil: Sie verhindert, daß wichtige Verrichtungen bei der Leichenöffnung vergessen werden, oder gar Organe nicht zur Darstellung gelangen. Stehen wir doch auf dem Standpunkt, daß eine *Obduktion immer vollständig zu sein habe.* Ebenso wie ein Kliniker nicht bloß die Leber oder das Herz untersucht, sondern immer den ganzen Menschen, so muß auch der pathologische Anatom grundsätzlich auf die Vollständigkeit der Leichenöffnung Anspruch erheben. Leider hat sich sehr zum Schaden einzelner Fächer die Gewohnheit herausgebildet, nur ein „interessantes" Organ zu untersuchen, ja überhaupt nur dieses Organ aus der Leiche zu entnehmen. Interessant ist letzten Endes aber ein Organ nur im Zusammenhang mit dem Gesamtorganismus. Wir lehnen daher solche „Teilsektionen", wenn nicht ganz zwingende Gründe vorliegen, grundsätzlich ab.

Im Obduktionskurs soll den Studierenden eine Methode gelehrt werden, die ihn befähigt, später einmal, wenn es notwendig sein sollte, eine Leichenöffnung regelrecht durchzuführen. Da diese kaum je in den geregelten und darauf eingespielten Verhältnissen eines pathologischen Institutes oder einer Prosektur vor sich gehen dürfte, ergibt sich die Forderung, alle Handgriffe bei der Leichenöffnung so einzurichten, daß sie der Obduzent möglichst *allein und unabhängig von jeder fremden Hilfe* durchzuführen vermag.

Im allgemeinen sollte eine *Leichenöffnung aber doch dem Fachpathologen überlassen* werden, der ja heute in der Zeit der schnellen Verkehrsmittel überall zur Verfügung stehen kann. Ist die Heranziehung eines Fachpathologen zur Leichenöffnung aber unmöglich, so schicke man ihm zur mikroskopischen Untersuchung wenigstens möglichst große Organstücke, die man in achtfach verdünntem, einfachem, käuflichem Formol fixieren kann. Gewebe, die 2 bis 3 Tage in dieser Flüssigkeit gelegen haben, kann man „trocken" abschicken, wenn man sie in ein feuchtes Tuch oder Watte einhüllt und dieses dann mit Batist verpackt.

II. Praktische Winke

Schließlich seien noch einige praktische Winke für den angehenden Obduzenten angefügt.

1. Wenn man eine Obduktion vorzunehmen hat, *widerstehe man der Versuchung, sofort das Messer* zu ergreifen und die Leibeshöhlen zu eröffnen, so sehr auch vielleicht ein interessierter Kliniker darauf dringen mag. Man suche vielmehr zuerst, so viel wie möglich aus der

Krankengeschichte des Verstorbenen zu erfahren, sein Alter, seinen Beruf usw., Dinge, die vielleicht den Gang der Obduktion ganz entscheidend beeinflussen können.

2. Aber auch wenn uns alles Wünschenswerte aus der Vorgeschichte bekannt sein sollte, hat das Messer noch zu warten; man muß sich Zeit nehmen, daß Äußere der Leiche genau zu untersuchen, weil man später, wenn die wichtigen Befunde an den inneren Organen die Aufmerksamkeit ganz fesseln, nur allzu leicht die weniger auffälligen äußeren Veränderungen vergißt. Deshalb soll man es sich auch zur Regel machen, *an der äußeren Haut festgestellte Veränderungen*, besonders auch an den Extremitäten *sofort einzuschneiden* und eventuell Stückchen zur histologischen Untersuchung herauszuschneiden.

3. Das *Abspülen der Organe* und ihrer Schnittflächen mit Wasser ist wünschenswert und besonders bei reichlichem, jede Einsicht verdeckenden Blutgehalt durchaus notwendig. Man soll aber ein längeres Baden und Waschen der Organe vermeiden, weil es die Organfarbe und vielfach auch die Feinheiten des Organbaues verändert.

4. Dagegen soll man sich keine Beschränkung im Wasserverbrauch auferlegen, wenn es sich darum handelt, den *Obduktionstisch sauber zu halten*, ihn von Blut, Galle und Darminhalt zu reinigen. Besonders trifft dies für die Ränder des Tisches zu, an die sich die Zuschauer so gerne anlehnen. Die wenigen Minuten, die man der Sauberkeit seines Obduktionstisches widmet, hindern den flotten Fortgang der Obduktion nicht und werden auch vom ungeduldigsten Zuschauer gern ertragen.

5. Überhaupt halte man *auf dem Obduktionstisch Ordnung*: Die im Augenblick nicht benützten Instrumente gehören an eine bestimmte Stelle des Tisches, die obduzierten Organe werden möglichst bald in Schalen gesammelt. Nichts ist mehr geeignet, einen abstoßenden Eindruck von einer Leichenöffnung zu erwecken, als ein Obduktionstisch, auf dem Blut, Darminhalt, Instrumente und Organe in buntem Durcheinander herumliegen, so daß der Obduzent selbst nicht mehr weiß, wo er seine Scheren und Pinzetten zu suchen hat und sie schließlich aus einer eröffneten Körperhöhle oder unter einem Organ hervorziehen muß.

6. Der Obduzent *steht* während der Obduktion grundsätzlich *auf der rechten Seite der Leiche* und verläßt diesen Platz nur zu ganz

bestimmten Verrichtungen, wie etwa der Sektion des Kopfes. In der Tat kann man fast die ganze Leichenöffnung von dieser Stelle aus ausführen, so daß ein ständiger unruhiger Platzwechsel während der Obduktion unnötig ist.

7. Die *Reinlichkeit*, deren wir uns zu befleißigen haben, betrifft nicht bloß den Obduktionstisch, sondern auch den Obduzenten selbst. Bei richtiger Ausführung der Leichenöffnung soll es nicht vorkommen, daß Unter- oder sogar Oberarme beschmutzt werden, daß Mantel, Schürze oder der Fußboden mit Blut und anderen Flüssigkeiten bedeckt sind. Die aus alten Tagen stammende Kunde von einem großen Pathologen, der eine Obduktion, ohne sich auch nur im geringsten zu beschmutzen, im Frack vornahm, ist wahrscheinlich eine Legende, aber doch eine gut erfundene Legende, die uns ein schwer zu erreichendes Ideal vor Augen stellt.

8. Bei *Anwendung der Messer* trachte man immer, die ganze Schneide auszunützen. Ein ziehend benütztes, stumpfes Messer schneidet noch immer besser als ein bloß gedrücktes Messer mit scharfer Schneide. Deshalb nehmen wir auch unsere Messer zum Unterschied vom Normal-Anatomen in die ganze Hand und bewegen beim Schneiden den Oberarm, wobei das Handgelenk mehr oder minder fixiert bleibt. Eine Ausnahme macht nur das zu feineren Präparationen benützte Skalpell, welches wir wie einen Federstiel halten und mit dem Handgelenk bewegen.

9. Auch eine stumpfe *Schere* ist noch halbwegs verwendbar, wenn man die Blätter nahe dem Gelenk benützt. Auf jeden Fall fasse man die Schere so, daß durch das eine Loch der Daumen, durch das andere der 4. Finger gesteckt wird. Die Spitze des zweiten Fingers ruht dann auf dem Gelenk und verbürgt uns die sichere Führung des Instrumentes.

10. Die *Sondierung* von Hohlorganen soll nie mit Gewalt, sondern mit Feingefühl vorgenommen werden. Kommt man mit der gewöhnlichen Knopfsonde nicht weiter, etwa, weil sie sich in einer Falte gefangen hat, so hilft es oft, wenn man die Sonde 1 cm von ihrem Ende etwas abwinkelt und sie beim Vorschieben dreht.

11. Vor einer Infektion am Sektionstisch schützen am besten die üblichen, das untere Drittel des Unterarmes bedeckenden *Gummihandschuhe*, zumindest so lange sie dicht sind. Man muß sich aber darüber klar sein, daß ein schadhafter Gummihandschuh schlechter ist als gar kein Gummihandschuh, da durch das Loch infektiöses

Material eindringen kann und dann geradezu in die Haut einmassiert wird. Bemerkt man also während der Obduktion ein Loch im Handschuh, dann ziehe man ihn sofort aus.

Stehen keine Gummihandschuhe zur Verfügung, dann fettet man die Hände vor der Obduktion mit gewöhnlicher Vaseline ein und achtet darauf, daß infektiöses Material nicht auf der Hautoberfläche eintrocknet, was man am besten durch wiederholtes Abspülen der Hände erreicht. Vergessen wir nicht, daß ganze Generationen von Pathologen vor der Einführung von Gummihandschuhen auf diese Weise sezierten!

Hat man sich aber mit oder ohne Gummihandschuhe geschnitten, so ist die Leichenöffnung sofort zu unterbrechen. Auch die kleinsten, *am Sektionstisch erlittenen Wunden* stellen wegen der Anwesenheit reichlicher, infektionstüchtiger Keime immer ein ernstes Vorkommnis dar, das mitunter zum Tode führt. Man tut am besten, die Wunde schonend auszupressen und mit Jodtinktur zu betupfen, die in keinem Seziersaal fehlen sollte. Erst wenn man neue Handschuhe angezogen hat, kann die Obduktion wieder fortgesetzt werden. Am gefährlichsten sind die wenn auch nur ganz oberflächlichen Schnitt- und Ritzwunden, die man kaum bemerkt, weil sie wenig schmerzen und auch nach einigen Stunden oder Tagen keinerlei Reaktion zeigen. Von ihnen aus kann es trotz ihrer örtlichen Reaktionslosigkeit zu einer sehr schnell verlaufenden Lymphgefäßentzündung kommen, die an den roten, unter der Haut des Armes sichtbaren Streifen zu erkennen ist. Gewöhnlich tritt sehr bald Fieber, ja auch Schüttelfrost ein als Zeichen dafür, daß Streptokokken in die Säfte des Körpers vorgedrungen sind. Dann ist es höchste Zeit, sich in fachkundige Behandlung zu begeben. Im allgemeinen viel harmloser sind die durch Staphylokokken hervorgerufenen Follikulitiden, die sich langsamer entwickeln und zu einer örtlichen Entzündung und Schwellung führen. Nach einer gewissen Zeit entleert sich dann Eiter aus dem Furunkel, und Heilung tritt ein.

III. Die Ausführung der Leichenöffnung

Die im folgenden mitgeteilte Obduktionstechnik stellt eine freie Kombination der Verfahren dar, wie ich sie im Wiener Pathologischen Institut unter MARESCH und im Berliner Pathologischen Institut unter RÖSSLE kennengelernt habe. Im Rahmen dieser

Einführung mag es genügen, den Gang einer unkomplizierten Obduktion etwas ausführlicher zu schildern, deren Handgriffe von Studierenden leicht erlernt werden können. Außerdem ist dem Büchlein als loser Anhang eine kurze, schlagwortartige Darstellung der Obduktionsmethode beigegeben, die zwei Zwecken dienen soll: Einmal hat die Erfahrung gezeigt, daß der Studierende gern solche Erinnerungsstützen in den Obduktionssaal mitnimmt, wenn er eine

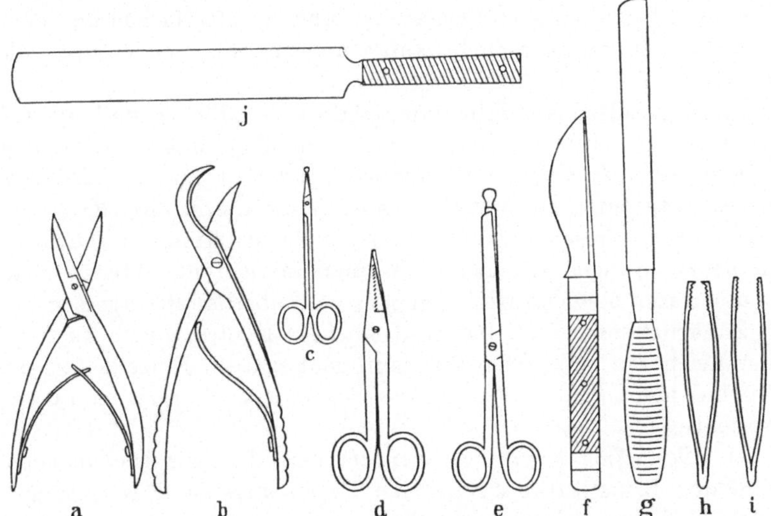

Abb. 1. a. Kinderschädelschere, b. Knorpelzange, c. Coronarschere, d. Organschere, e. Darmschere, f. Organmesser, g. Parenchymmesser, h. chirurgische Pinzette, i. anatomische Pinzette, j. Gehirnmesser

Leichenöffnung selbst ausführen soll oder einer beizuwohnen hat; zum anderen bietet der breite freie Rand Platz genug für Notizen und Anmerkungen über ein eventuell ortsübliches anderes Vorgehen bei der Obduktion.

Über die hauptsächlich bei der Leichenöffnung verwendeten Instrumente orientiert Abb. 1.

1. Äußere Besichtigung

Bei *gerichtlichen* Leichenöffnungen ist die äußere Besichtigung von allergrößter Wichtigkeit, z. B. wegen der Feststellung von Spuren eventueller Gewalteinwirkung, Todeszeit, Identität der

Leiche usw. Alle diese Fragen interessieren den Pathologen weniger, der es ja fast ausschließlich mit unter den Augen der Ärzte Verstorbenen zu tun hat. Der Pathologe sucht bei der äußeren Besichtigung vielmehr nach den Spuren tiefer sitzender Krankheiten, nach Zeichen also, die für den Gang der weiteren Leichenöffnung wertvoll sein könnten. Trotzdem soll er aber nie vergessen, auch auf diejenigen Dinge zu achten, die vielleicht später einmal mehr gerichtsmedizinisches Gewicht erhalten könnten. Wunden, auch Operationswunden, alte Narben und dergleichen können noch nach Jahren im Gutachten bedeutungsvoll werden.

Es ist geradezu eine Pflicht des Obduzenten, die eigene Bequemlichkeit und die der Sektionsgehilfen zu überwinden und vor der Obduktion *jede Leiche vollkommen umzudrehen*, um den Rücken genau betrachten zu können — auch wenn die in ihrer Zeit sehr pressierten klinischen Ärzte schon auf die Eröffnung der Leibeshöhle zu drängen scheinen. Was man im Anfang unterläßt, ist später kaum mehr nachzuholen oder wird überhaupt vergessen.

Zunächst sucht man, einen allgemeinen Eindruck vom Zustand der Leiche zu bekommen (a), dann geht man in Einzelheiten ein (b), indem man die Leiche systematisch vom Kopf bis zu den Füßen besichtigt.

a) *Allgemeiner Eindruck.* Darunter verstehen wir das Aussehen und den Konstitutionstypus, den Ernährungs- und Erhaltungszustand der zu obduzierenden Leiche.

Bei der Festlegung des *Konstitutionstypus* muß man besonders vorsichtig sein, weil ja ein längeres Krankenlager die sichtbaren Zeichen eines Typus weitgehend verwischen kann. Sicherer ist es auch hier, objektiv faßbare, am besten meßbare Werte anzugeben, wie etwa das Gewicht und die Länge der Leiche, Maße, die ja auch für die Beurteilung des Ernährungszustandes von Wichtigkeit sind.

Gewöhnlich wird der *Ernährungszustand* von fetten Personen als „gut" oder sogar „sehr gut", von mageren Leichen dagegen als „schlecht" bezeichnet, Werturteile, die zumeist grundfalsch sind. Bei Individuen mit reichlichem Fettansatz ist dieser gewöhnlich nicht Zeichen einer guten Ernährung, sondern einer bereits krankhaften Fettsucht. Auf der anderen Seite braucht ein magerer, muskulöser Körper keineswegs auf schlechte Ernährung zurückzuführen sein, man denke bloß an die mageren, leptosomen

Sportlertypen! Statt der bewertenden Aussage ist es besser, Zahlen wie z. B. über die Dicke des subcutanen Fettpolsters zu bringen (siehe unten).

Der *Erhaltungszustand* der Leiche hängt von verschiedenen Umständen ab, wie von der Zeit, die nach dem Tode verstrichen ist, von der Art der Aufbahrung der Leiche und von der Grundkrankheit. Die Fäulnis bzw. die Durchsetzung mit Fäulniskeimen nimmt ihren Ausgang hauptsächlich von den im großen Bakterienreservoir des Darmes vorhandenen Mikroorganismen. Sie äußert sich zunächst einmal mit einer starken Gasentwicklung in den Darmschlingen selbst, die dadurch hochgradig aufgebläht werden und die Bauchdecken ballonartig vorwölben. Mit der Ausbreitung der Keime greift die Gasbildung auf die Organe (Schaumorgane!), ja auch auf die Haut über, an der man Gasknistern tasten kann (Fäulnisemphysem). Die Zersetzung des Eiweißes betrifft auch das Hämoglobin, das in das schmutzig-graugrüne Schwefelhämoglobin umgewandelt wird. Es tritt in Form der grünlichen Fäulnisflecke, besonders im Bereich der Bauchdecken, in Erscheinung.

Eine praktische Regel ist es, bei den weiteren Feststellungen von außen nach innen vorzugehen, d. h. mit der Haut zu beginnen und über Fettpolster und Muskulatur bis zu den Knochen vorzudringen.

An der Haut suchen wir vor allem nach den *Totenflecken*, die sich gewöhnlich am Rücken befinden, und versuchen, sie mit dem Finger wegzudrücken. Sind die roten Blutkörperchen noch intakt, dann kann man das ganze Blut aus den im Bereich der Totenflecke überfüllten Capillaren wegdrücken, d. h. über die bestehenden Anastomosen verschieben. Sind die roten Blutkörperchen dagegen bereits hämolysiert, so ist der Blutfarbstoff aus den Gefäßen in die Umgebung ausgetreten und nicht mehr wegdrückbar.

Bei dieser Gelegenheit stellen wir auch gleich fest, ob die Haut noch warm ist oder bereits *Leichenkälte* zeigt und eine *Cutis anserina* infolge einer Kontraktion der Arrectores pilorum vorhanden ist.

Über die Dicke des *Fettpolsters* orientieren wir uns, solange wir noch keinen Einschnitt gemacht haben, indem wir versuchen Hautfalten abzuheben, wobei dann eine Falte jeweils etwa der doppelten Dicke des subcutanen Fettpolsters entspricht.

An der Skeletmuskulatur prüfen wir ihre Ausbildung und die *Totenstarre*, indem wir versuchen, die Gelenke zu bewegen. Man beginnt dabei mit der Kiefermuskulatur bzw. dem Kiefergelenk, indem man versucht, den Mund zu öffnen. Dann werden Ellbogen- und Schultergelenke, schließlich Knie- und Hüftgelenke geprüft.

Es ist eigentlich Aufgabe derjenigen, die bei Eintritt oder kurz nach dem Eintritt des Todes zugegen waren, darauf zu achten, daß die *Totenstarre der Muskulatur bei einer solchen Stellung der Gelenke sich entwickelt, die für eine spätere Aufbewahrung der Leiche günstig ist.* Die Augenlider sollen geschlossen sein — „man drückt dem Toten die Augen zu", indem man die oberen Lider möglichst herunterzieht und nötigenfalls in dieser Stellung fixiert. Der Mund soll geschlossen sein, wenn nötig dadurch, daß man das Kinn durch eine Schlinge aufbindet. Die Arme werden über der Brust gekreuzt. Ist einmal die Totenstarre in der gewünschten Stellung eingetreten, dann kehrt das Gelenk meist ohne weiteres in diese Stellung zurück, auch wenn man die Totenstarre gewaltsam gebrochen hat. Aus der Ausbildung der Leichenkälte, der Totenflecke und der Totenstarre lassen sich bekanntlich gewisse Schlüsse auf die seit dem Eintritt des Todes abgelaufene Zeit ziehen.

Den *Knochenbau* beurteilt man am besten dort, wo die Knochen von wenig Muskulatur oder Fettgewebe bedeckt sind, also an den Händen. Er kann z. B. plump oder zart sein.

b) *Systematische Besichtigung.* Die systematische Besichtigung beginnt am Kopf und endet bei den Füßen. Als erstes werden am *Kopf* Dichte, Farbe, Begrenzung und etwaige Besonderheiten der Behaarung festgestellt. Dann spreizt man die Augenlider, um die Enge oder Weite der Pupillen zu beurteilen, wobei immer beide Augen zu untersuchen sind, um etwaige Pupillendifferenzen festzustellen. An den normalerweise reinweißen Skleren sind auch feinste Farbänderungen leicht zu erkennen, wie z. B. eine beginnende Gelbsucht. Ist längere Zeit nach dem Tode verstrichen, so ist die Cornea getrübt und infolge Flüssigkeitsverlust eingesunken, das Auge ist „gebrochen". Um die Conjunctiva, insbesondere ihren Blutgehalt zu beurteilen, ziehen wir das untere Augenlid herunter oder schlagen das obere Augenlid um. Nase und äußere Ohröffnung sind auf das Abfließen von Sekret oder die Spuren von eingetrocknetem Sekret zu untersuchen. Dann trachtet man, den Mund zu öffnen, um sich ein Bild zu verschaffen über den Zustand des Gebisses und der Mundschleimhaut an den Lippen und Alveolarfortsätzen. Manchmal ist die Totenstarre im Bereiche des

Mundes so stark, daß man ein eigenes Instrument benutzen muß, um die Zahnreihen auseinander zu drücken.

Am *Hals* tasten wir nach der Schilddrüse und achten auf das Vorhandensein von vergrößerten Lymphdrüsen, die man leicht durch die Haut hindurch spürt. Supraclavicular- und Axillargruben werden wie bei der klinischen Untersuchung ausgetastet. Daran schließt man gleich die Besichtigung der Arme.

Am *Brustkorb* beurteilen wir seine Wölbung, wobei die Feststellung des epigastrischen Winkels hilft, der normalerweise spitz ist. Wir überprüfen ihn, indem wir beide Hände flach auf den Brustkorb legen und die Daumen so an den Rippenbogen pressen, daß ihre Spitzen in der Mittellinie, d. h. am Scheitel des epigastrischen Winkels sich berühren. Die Mammae werden auf Größe und Beschaffenheit untersucht, indem man sie durch die Finger gleiten läßt. Man spürt dann leicht die feinen Körner der Drüsenläppchen und eventuell vorhandene gröbere, harte Einlagerungen.

Bei den *Bauchdecken* interessieren ihre Lageverhältnisse zum Brustkorb, ob sie ihn überragen, ob sie eingesunken sind. Dann betrachtet man die Behaarung, wobei man gleichzeitig noch einen Blick auf den Brustkorb und die Behaarung der Genitalien wirft: ob sie dicht ist oder fehlt, ob sie von dem Genitale in einem dreieckigen Gebiet zum Nabel reicht (männlicher Typus) oder über dem Mons Veneris mit einer queren Linie abschneidet (weiblicher Typus).

Am *Genitale* achtet man auf Narben und einen eventuell vorhandenen Ausfluß aus Harnröhre oder Scheide. Mit einem Handgriff kann man feststellen, ob sich die Hoden im Hodensack befinden oder nicht.

An den *unteren Extremitäten* fahndet man nach Varicen oder Ödemen, die sich besonders leicht und früh an den Knöcheln feststellen lassen: der Fingereindruck bleibt bestehen.

Während dieser ganzen Besichtigung achtet und beschreibt man auch jede gröbere Abweichung von der Norm. Man wird aber kaum Zeit oder Raum finden, jeden einzelnen Hautnaevus oder jede Einstichstelle nach einer Injektion schriftlich zu fixieren. Hier müssen wir uns beschränken und nehmen es in Kauf, daß unsere Obduktionen deswegen manchmal vom Gerichtsmediziner als „unvollkommen" bezeichnet werden.

Bevor wir nun erst zum Messer greifen, legen wir noch eine Stütze unter die Schultern der Leiche.

2. Hautschnitt

Bei der Führung aller Hautschnitte ist oberstes Gebot, keine bei
der Aufbahrung der Leiche sichtbaren Wunden zurückzulassen.
Vor allem wird man also Gesicht, Hals und Hände schonen.

Man führt (siehe Abb. 2[1]) den Hautschnitt mit dem Knorpelmesser am besten von der linken Schulter
etwa 1 cm unterhalb der Schlüsselbeine über
das Manubrium sterni zur rechten Schulter
(Kragenschnitt) und von der Mitte dieses
Schnittes in der Medianlinie zur Symphyse,
wobei man den Nabel rechts liegen läßt, um
das Ligamentum teres nicht zu durchschneiden. Diese Schnitte sollen in einem Zug, also
ohne Absetzen, nicht zögernd und nicht
sägend ausgeführt werden und die Haut mindestens bis auf das Unterhautfettgewebe
durchtrennen. Das erreicht man am besten,
wenn man das Messer möglichst flach hält
und mit seinem ganzen Bauch schneidet. Im
epigastrischen Winkel vertieft man nun den
Hautschnitt vorsichtig, indem man Fascie
und eventuell Muskel in einem 5—10 cm
großen Bereich vorsichtig durchtrennt und
schließlich das Peritoneum eröffnet. Nun faßt
man von cranialwärts mit dem zweiten und
dritten Finger der linken Hand (Handfläche
zum Obduzenten) in die Lücke, spreizt die
Schnittränder und durchtrennt zwischen den
Fingern sägend, d. h. indem man mit kleinen

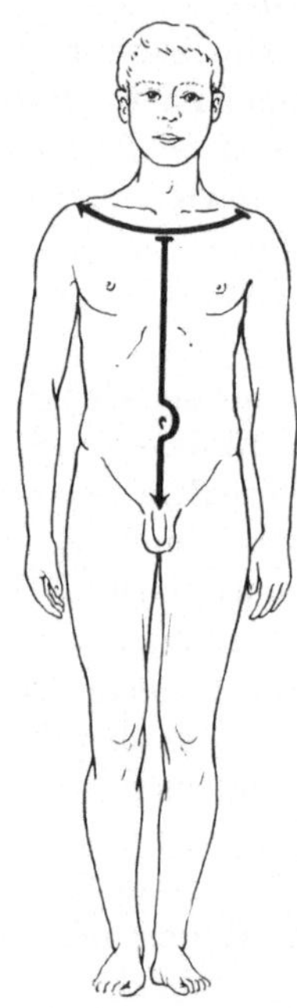

Abb. 2.
Die Hautschnitte

Zügen hin- und herfährt, die vorderen Bauchdecken in dem vorher
angelegten Hautschnitt bis zur Symphyse.

---

[1] Ein Wort zu dieser und den folgenden Zeichnungen: Der Augenblick,
in dem der angehende Obduzent hilfesuchend umherblickt, ist dann ge-
kommen, wenn er einen Schnitt in ein Organ legen soll. Deshalb sind auf
den Zeichnungen die Organe nicht *nach*, sondern *vor* dem Einschneiden dargestellt, und es ist dabei angegeben, in welcher Ebene eingeschnitten werden
soll (einfache schwarze Linie) oder wo ein Schnitt beginnt (⊢) und wo er
endet (→). Meiner Assistentin, Frl. Dr. E. BONTKE bin ich für die Her-
stellung der Zeichnungen zu großem Dank verpflichtet.

Um die *Haut vom Brustkorb abzulösen*, spannt man sie zunächst über den rechten Rippenbogen, indem man mit dem Daumen der linken Hand die Schnittfläche im Epigastrium umfaßt und sozusagen nach außen über die zusammengeballten Finger herüberwälzt. Dabei zeichnet sich der Rippenbogen durch das Peritoneum hindurch deutlich ab, so daß man auf ihn durch die Bauchmuskeln einschneiden kann. Man beginnt dabei am besten vom epigastrischen Winkel: Indem man den Griff teils caudalwärts, teils kopfwärts wechselt, verlängert man den Schnitt einerseits entlang dem Rippenbogen, andererseits entlang dem Sternum. Die linke Hand rückt dabei immer weiter kopfwärts, während mit der rechten die sich anspannenden Ansätze der Brustmuskeln am Sternum durchtrennt werden. Es genügt dabei, mit dem senkrecht zur Thoraxwand bzw. zum Sternum geführten Knorpelmesser die am meisten median gelegenen Muskelansätze zu durchschneiden und dann mit flach an der Brustwand entlang geführtem Messer die hauptsächlich durch den kräftigen Zug der linken Hand bewirkte Ablösung der Weichteile zu unterstützen. Ist man kopfwärts am Kragenschnitt angelangt, so wiederholt man dasselbe Vorgehen auf der linken Brustseite. Wenn die Abpräparation gut gelungen ist, liegen die Rippen mit ihren knöchernen und knorpeligen Anteilen bloß.

Handelt es sich um eine weibliche Leiche, so schneiden wir sofort die *Mammae* von ihrer Unterfläche her mit mehreren parallelen Schnitten ein, ohne daß dabei die bedeckende Haut verletzt wird.

Abschließend wird noch die Halshaut im Kragenschnitt 1 bis 2 cm über das Manubrium sterni und die Schlüsselbeine hinauf präpariert. Dann legen wir das Messer weg und betrachten den

3. Bauchsitus

Zunächst stellen wir im epigastrischen Winkel die Dicke des subcutanen Fettlagers fest, das wir jetzt als Ergänzung der äußeren Beschreibung in Zentimetern messen können. Jetzt ist auch Gelegenheit, die durchschnittene Muskulatur der Bauchdecken und des Brustkorbes zu beurteilen. Dann wenden wir uns dem Inhalt der Bauchhöhle zu. Falls freie Flüssigkeit vorhanden ist, schöpft man sie mit einem graduierten Schöpflöffel aus oder füllt sie in ein graduiertes Gefäß. Dabei sieht man gleich, welche der Baucheingeweide „vorliegen", d. h. wieweit die Leber den Rippenbogen

überragt, und wieweit das große Netz die Darmschlingen über-
deckt usw. usw. Dann erst beginnt man, das große Netz aufzu-
heben und kopfwärts über den Brustkorb zu schlagen, um sich
einen besseren Einblick in die Bauchhöhle zu verschaffen. Man
geht dabei am besten von unten nach oben vor. Vom Peritoneum
her prüft man mit dem Zeigefinger der linken Hand, ob er in der
Gegend des Leistenbandes in Bruchpforten oder Bruchsäcke ein-
zuführen ist. Durch Emporheben der Dünndarmschlingen ver-
schafft man sich einen Blick in den Douglas'schen Raum; anschließend suchen wir die Appendix und bestimmen ihre Lage zum
Coecum. Mit einem Griff überzeugt man sich, ob die Milz an richtiger Stelle liegt. Zuletzt wird der Stand des Zwerchfells geprüft,
indem man mit der rechten Hand (Handfläche zum Obduzenten)
zunächst rechts, dann links, unter dem Rippenbogen eingeht und
versucht, die Zwerchfellkuppe an die vordere Brustwand anzu-
drücken. Mit der linken Hand zählt man dann die Rippen oder
Intercostalräume ab, die die Fingerspitzen der rechten Hand
von innen her erreicht haben. Bei diesem Abzählen darf man
nicht vergessen, daß die erste Rippe gewöhnlich unter dem
Schlüsselbein versteckt liegt und man also von der zweiten Rippe
ab zu zählen beginnt. Ein tiefer Zwerchfellstand kann durch
Exsudat oder Luft in der Brusthöhle, ein hoher durch Kollaps der
Lunge hervorgerufen sein. Zur

4. Eröffnung des Brustkorbes

müssen wir die Rippen durchtrennen und das Sternum im
Sternoclaviculargelenk exartikulieren. Das geschieht auf folgende
Weise: Man setzt mit dem Knorpelmesser 1 cm einwärts, d. h.
gegen das Sternum zu, von der Knorpel-Knochengrenze jeweils an
der 2. Rippe an und durchtrennt in einem Zug eine Rippe nach der
anderen (siehe Abb. 3). Der Schnitt verläuft dann in einem leichten
Bogen nach unten und außen. Dabei muß zwar die Messerschneide
senkrecht auf dem zu durchtrennenden knorpeligen Rippenteil
stehen, das ganze Messer soll aber möglichst flach gehalten werden,
d. h. der Griff ist so nahe am Brustkorb zu führen wie möglich. Hält
man nämlich das Messer steil, so besteht Gefahr, daß die Lunge und
die Leber angeschnitten werden. Als günstig erweist sich, den
Druck der Messerschneide mit den auf den Messerrücken gelegten
Fingern der linken Hand zu verstärken. Sind die Rippenknorpel

verkalkt, so lassen sie sich nicht mit dem Messer durchtrennen. Wir benutzen dann die Knorpelzange oder gar eine Säge, um die Rippen zu durchtrennen, beginnen dabei aber nicht bei der zweiten Rippe, sondern im Bereich des Rippenbogens und schreiten kopfwärts bis zur zweiten Rippe fort.

Nun hebt man die durchtrennten Enden des Rippenbogens eines nach dem anderen auf und trennt sie zunächst von den anhaftenden Zwerchfellfasern. Dann hebt man sie weiter in die Höhe, um das *Sternum vom Bindegewebe* des vorderen Mediastinums *abzupräparieren*. Allerdings darf man das Sternum nicht zu stark anheben: es bricht sonst leicht an der Grenze zwischen Corpus und Manubrium ein, da das Manu-

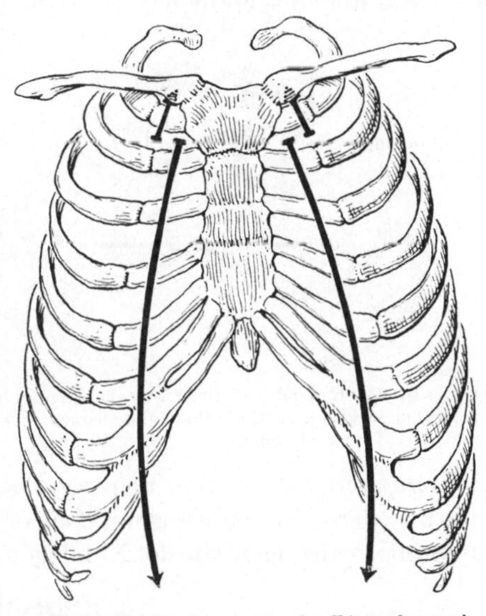

Abb. 3. Die Durchtrennung der Rippenknorpel

brium noch im Sternoclaviculargelenk und an der ersten Rippe befestigt ist. Diese gilt es nunmehr zu durchtrennen.

Bei unverkalkten Rippen *durchtrennt man die ersten Rippen* mit dem Messer, indem man das Sternum mit der linken Hand leicht (siehe oben) anhebt, während die das Knorpelmesser führende rechte Hand in den Brustkorb eingeht und zunächst die linke erste Rippe, dann die rechte knapp am Sternum durchtrennt (siehe Abb. 3). Sind die Rippen verkalkt, so benutzt man dazu die Knorpelzange oder die Säge.

Jetzt hängt das Brustbein nur noch im *Sternoclaviculargelenk*, das sich auch bis ins hohe Alter so gut wie immer mit dem Messer eröffnen läßt. Man hebt dazu das Brustbein wieder etwas an, was jetzt nach Durchtrennung der ersten Rippe leichter möglich ist, aber doch nicht gewaltsam geschehen darf. Wenn man es jetzt weiter von der mediastinalen Seite her abpräpariert, stößt man auf das Sternoclaviculargelenk, das gegen das Mediastinum halb-

kugelig-knotig vorspringt (siehe Abb. 4). Man ritzt die sich anspannenden Fasern des Gelenkes beiderseits durch horizontale
Schnitte so lange ein, bis unter einer leichten, mit der linken Hand
am Sternum ausgeführten Hebebewegung von rechts nach links
und zurück eines der Gelenke aufbricht. Wir helfen mit dem Messer nach, die Gelenkfläche zu trennen, indem wir es zwischen Sternum und Clavicula in das Gelenk vorführen. Bevor wir das herausgelöste Sternum beiseite legen, betrachten wir die ne-

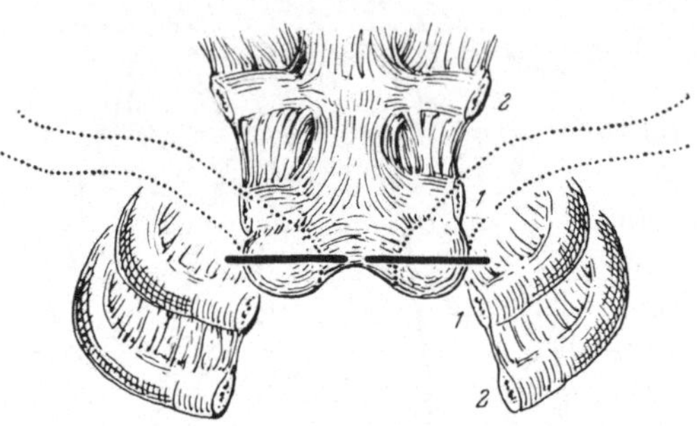

Abb. 4. Die Eröffnung des Sterno-Claviculargelenkes bei hoch-
gehobenem Sternum. Die Zahlen bezeichnen die Durch-
trennugsstellen der 1. und 2. Rippe.

bendem Sternum unter der Pleura verlaufenden Arteriae mammariae
internae, deren Erweiterung uns das Vorhandensein einer Aortenisth-
musstenose anzeigen würde. Nun legen wir das Messer weg, um den

5. Brustsitus

zu untersuchen. Man achtet zunächst darauf, wie weit die Lungenränder den Herzbeutel bedecken. Dann holt man mit beiden
Händen die Lungenflügel aus dem Brustraum ganz heraus, und
zwar so weit, daß man sie auf den durchschnittenen Rippenbogen
dieser Seite legen kann. Dabei muß man gegebenenfalls Verwachsungen lösen. Sind diese zart, so kann man sie leicht stumpf
durchreißen. Dickere oder gar flächenhafte und schwartige Verwachsungen versucht man zusammen mit der Pleura costalis bzw.
ihrer Fascia endothoracica herauszuholen: Man trachtet an den
Schnitträndern im Bereich eines Intercostalraumes mit einem
Finger in die Muskulatur einzudringen und die Fascia endothoracica von der Brustwand abzulösen. Ist das an mehreren kleinen
Stellen gelungen, dann kann man bald mit der ganzen Hand nach-
folgen und die Lunge samt ihren Verwachsungen aus dem Brustkorb herauslösen. Erst wenn die Verwachsungen zu fest verbacken
oder gar verkalkt sind, empfiehlt es sich, sie mit dem Knorpelmesser zu durchschneiden.

Sobald die Lungen aus dem Thoraxraum herausgehoben sind, ist ein Einblick in den *Pleuraraum* möglich. Findet sich flüssiger Inhalt, so wird er ausgeschöpft und gemessen, wie in der Bauchhöhle (siehe oben).

Der *Herzbeutel* wird durch einen V-förmigen Schnitt eröffnet, der es ermöglicht, den eventuell noch vorhandenen Thymus unzerschnitten zu erhalten. Aus dem Schnitt hebt man das Herz heraus und achtet auf Verwachsungen und eventuell vorhandene Flüssigkeit, die ausgeschöpft und gemessen wird. Zur

6. Herausnahme der Hals- und Brusteingeweide

die wir im Zusammenhang aus der Leiche entfernen, müssen wir zunächst die Halshaut so weit wie möglich kopfwärts in der Subcutis abpräparieren. Man geht dabei schrittweise vor, indem man von einem zum anderen Ende des Kragenschnittes hin- und zurückpräpariert, wobei die linke Hand den immer größer werdenden Hautlappen kopfwärts zieht und abhebt. Das setzt man so lange fort, bis zunächst die hellbraune Masse der Unterkieferspeicheldrüsen und schließlich der Unterkiefer selbst sichtbar werden.

Die nun folgende *Durchtrennung des Mundbodens* und Ablösung des Pharynx ist ein technisch nicht einfacher Teil der Obduktion, bei dem außerdem leicht ungewollte und die Leiche entstellende Hautwunden am Halse entstehen können. Hier ist also besondere Vorsicht am Platze. Als Hauptregel gelte der Satz: ,,Schneide nur dort ein, wo du genau erkennen kannst, was du durchtrennst".

Zunächst sticht man auf der rechten Seite der Leiche unmittelbar am Kinnwinkel ein (siehe Abb. 5), wobei die linke Seite der Messerklinge sich dicht an die innere Fläche des rechten Unterkieferastes anlehnt, und schneidet mit sägenden Schnitten immer in Fühlung mit dem Unterkiefer, so weit es geht, bis an die Wirbelsäule. Dasselbe wird auf der anderen Seite wiederholt: Einstich im Kinnwinkel und sägendes Schneiden bis zur Wirbelsäule, wobei die rechte Seite der Messerklinge sich an die Innenfläche des linken Unterkieferastes anlehnt. Nun zieht man aber das Messer heraus, dreht es um 180 Grad, so daß also die Schneide nach oben gerichtet ist, führt es in dem bereits angelegten zweiten Schnitt bis zum Kinnwinkel zurück und durchtrennt so die zwischen beiden Schnitten hier stehengebliebene Gewebsbrücke. Dabei soll man das Messer möglichst flach, d. h. den Messergriff möglichst an den Halsorganen halten, damit man nicht etwa die Zungenspitze abschneidet.

Wenn diese Schnitte richtig ausgeführt sind, müßte die Zunge allseitig vom Mundboden gelöst sein. Wir können also mit der linken Hand eingehen und die Zungenspitze im Kinnwinkel her-

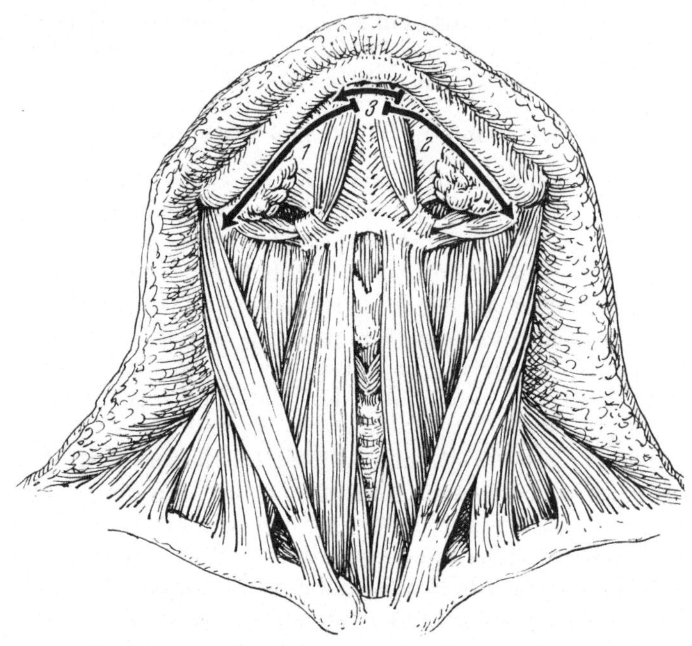

Abb. 5. Die Durchtrennung des Mundbodens
Die Zahlen bezeichnen die Reihenfolge der Schnitte

unterholen. Falls hier und dort noch einige Muskelfasern des Mundbodens stehen geblieben sind, lassen sie sich leicht mit den Fingern der linken Hand durchreißen.

Schon bei den Schnitten zur Durchtrennung des Mundbodens ist es sehr förderlich, wenn eine Assistenz den Lappen der Halshaut kopfwärts hält, bei den nun folgenden Schnitten ist dies fast unbedingt notwendig. Der Obduzent zieht die Zungenspitze mit der linken Hand nach abwärts und sucht dabei unterhalb des vorderen Kieferwinkels einen Einblick in die Mundhöhle, insbesondere auf den *harten und weichen Gaumen* zu bekommen.

Gelingt das nicht, so ist die Abtrennung der Zunge vom Mundboden noch unvollkommen und muß durch Vertiefung der angelegten Schnitte nachgeholt werden. Erst wenn man den weichen Gaumen und das Zäpfchen wirklich sieht, darf man mit dem Messer in der Mittellinie an der Grenze zwischen hartem und weichem Gaumen einstechen (siehe Abb. 6). Diese Grenze ist aber kaum zu sehen; man muß sie vielmehr mit der Messerspitze gewissermaßen ertasten, indem man mit dem Messer in der Mittellinie vorne am harten Gaumen leicht durch die Schleimhaut sticht, bis man den Knochen fühlt. Dann wiederholt man dieses Einstechen in der Mittellinie gegen die Wirbelsäule zu, bis man endlich keinen Knochen mehr spürt und das Messer durchsticht. Die Schneide des Messers ist dabei nach rechts (vom Obduzenten) gerichtet. Nun schneidet man mit sägenden Schnitten *über* der die Zungenspitze nach unten ziehenden linken Hand immer an der Grenze zwischen hartem und weichem Gaumen soweit nach rechts vom Obduzenten, d. h. nach links in der Leiche, wie es geht. Dann zieht man das Messer heraus und führt es noch einmal in der Mittellinie zwischen

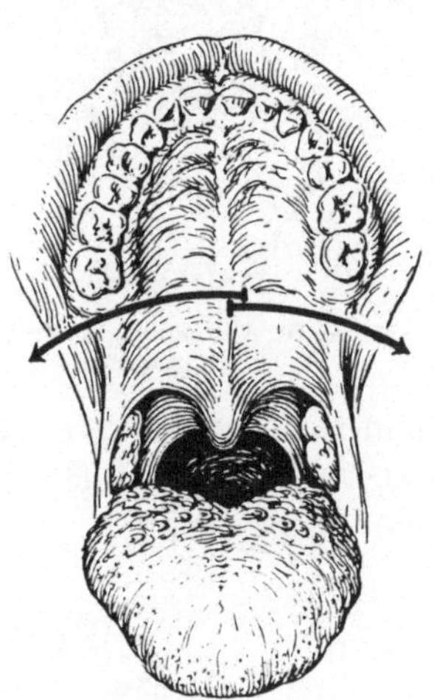

Abb. 6. Die Durchtrennung
des weichen Gaumens

hartem und weichem Gaumen in den schon angelegten Schnitt ein, aber jetzt mit der Schneide nach links (vom Obduzenten gesehen), schneidet dann *unter* der die Zunge nach abwärts ziehenden linken Hand oder besser unter dem linken Unterarm so weit nach links, auf den Obduzenten zu, wie es möglich ist.

Nunmehr kann die *hintere Rachenwand* durchtrennt werden, indem man ähnlich wie bei der Durchtrennung des Gaumens Schnitte nach rechts über der die Zunge nach abwärts ziehenden linken Hand, Schnitte nach links unter der linken Hand bzw. Unterarm ausführt (siehe Abb. 7). Die Messerschneide wird dabei möglichst senkrecht zur Wirbelsäule gehalten. Schon nach wenigen solchen Schnitten merkt man, wie die Halsorgane dem Zug an der Zunge nachgeben, und man nur noch das sich anspannende lockere Bindegewebe vor der Wirbelsäule zu durchtrennen braucht. Die Arteria carotis soll bei diesem *Ablösen der Halseingeweide* über der Gabel durchtrennt werden und ganz und unverletzt im Präparat erhalten sein. Arteria und Vena subclavia werden in der oberen Brustapertur durchtrennt: Die linke Hand hält die bereits gelösten Halseingeweide nach links (vom Obduzenten), die rechte Hand geht mit dem Knorpelmesser in die linke Pleurahöhle ein und legt die Klinge an den inneren Rand der ersten Rippe mit der Schneide nach außen an. Nun schneidet man (siehe Abb. 8) sägend immer in Fühlung mit der ersten Rippe im Bogen zunächst nach lateral und

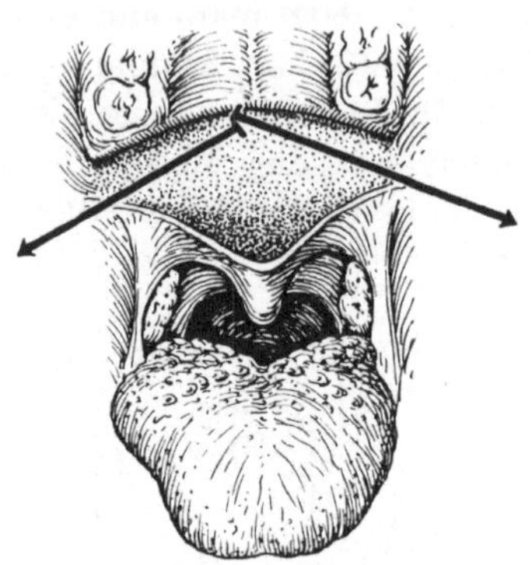

Abb. 7. Die Abtrennung der hinteren Pharynxwand

dann nach dorsal und schließlich nach medial und durchtrennt dabei alle großen Gefäße und Nerven. Dasselbe wiederholt man auf der anderen Seite.

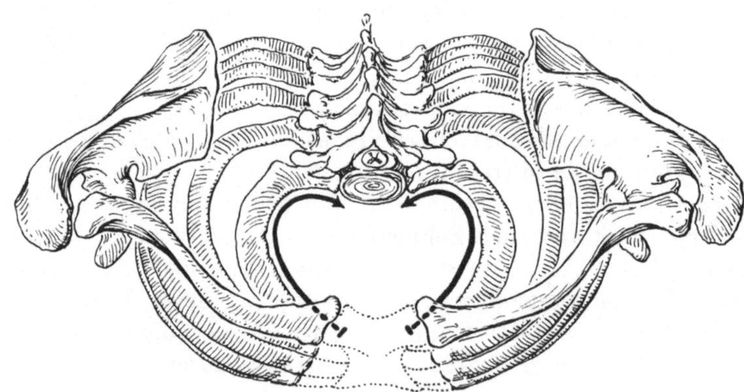

Abb. 8. Die Schnittführung zur Durchtrennung der großen Brachialgefäße

Das *hintere Mediastinum* läßt sich nunmehr leicht durch Zug an den Halseingeweiden nach unten von der Wirbelsäule ablösen; man braucht dabei kaum mit dem Messer nachzuhelfen.

Um die Hals- und Brusteingeweide ganz aus der Leiche zu entnehmen, ist es nunmehr nötig, alle *durch das Zwerchfell führende Gebilde* zu durchtrennen. Man läßt dazu die bereits gelösten Hals- und Brustorgane wieder in ihre ursprüngliche Lage zurücksinken und umgreift mit der linken Hand über dem Zwerchfell von vorne her Aorta, Vena cava inferior und Oesophagus, die man leicht anspannt und nach kopfwärts zieht, und mit einigen Messerzügen über dem Zwerchfell durchtrennt. Jetzt kann man die Hals- und Brustorgane im Zusammenhang aus der Leiche entnehmen und gesondert auf einem kleinen Tischchen sezieren. Zur

7. Sektion der Halsorgane

lege man sie „auf den Bauch“, d. h. so auf das Seziertischchen, daß die dorsale Fläche oben und die Zungenspitze zum Obduzenten gekehrt ist. Mit der Darmschere durchtrennt man den *weichen Gaumen* unter Schonung des Zäpfchens rechts seitlich von der Mittellinie und führt dann die Darmschere in einem Zug durch die ganze *Speiseröhre* (siehe Abb. 9). Dann werden die Gaumentonsillen mit dem Messer in der Längsrichtung bis auf ihre Kapsel gespalten.

Um Trachea und Bronchien freizulegen, werden der Oesophagus und die noch nicht aufgeschnittene Aorta von der Durchtrennungsstelle ab nach cranialwärts soweit wie möglich mit

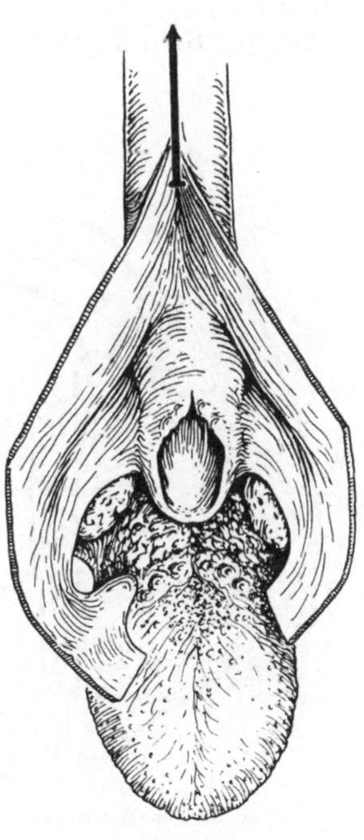

Abb. 9. Die Eröffnung des Pharynx und Oesophagus

der gewöhnlichen Schere abpräpariert. Dadurch werden die *Hiluslymphknoten* freigelegt, die man zunächst abtastet und dann auf einem Einschnitt untersucht. Schließlich wird der *Kehlkopf* dorsal in der Mittellinie und gleich anschließend daran die *Trachea* seitlich an der Pars membranacea mit der Darmschere aufgeschnitten. Um die *Bronchien* und ihre Hauptverzweigungen aufzuschneiden, benützen wir die gewöhnliche Schere. Nun drehen wir das ganze Präparat um, legen es „auf den Rücken“, und zwar so, daß die Zunge vom Obduzenten abgekehrt ist. Wir führen nunmehr die

8. Herzsektion

mit der Darmschere aus, indem wir dem Blutstrom folgen (siehe Abb. 10).

Erster Schnitt: Wir benützen die durchschnittene Vena cava inferior, um in den rechten Vorhof einzugehen, und setzen den Schnitt gleich in die Vena superior fort, soweit das leicht möglich ist.

Zweiter Schnitt: Von der Mitte dieses Schnittes zweigen wir ab, um durch die Tricuspidalklappe hindurch den rechten Ventrikel an seinem Margo acutus bis zur Spitze zu eröffnen.

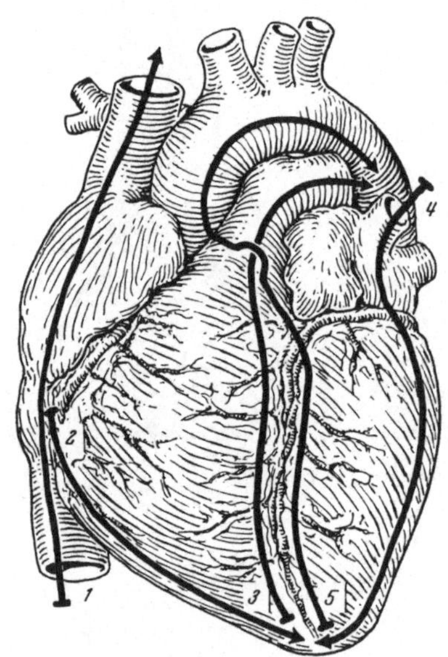

Dritter Schnitt: Von der Spitze des rechten Ventrikels geht man an der Vorderwand entlang dem Kammerseptum in die Arteria pulmonalis und aus dem Hauptstamm gleich in den linken Hauptast weiter. Dabei ist besonders auf eventuell locker liegende Emboli zu achten.

Vierter Schnitt: Dann eröffnen wir eine aus der linken Lunge kommende Lungenvene, führen durch sie die Schere in den linken Vorhof und gleich anschließend durch die Mitralklappe weiter, um

Abb. 10. Die fünf Herzschnitte

den linken Ventrikel an seinem Margo obtusus bis zur Spitze aufzuschneiden.

Fünfter Schnitt: Dieser führt von der Spitze der linken Kammer an der Vorderwand entlang dem Kammerseptum durch das Aortenostium in die Aorta. Dabei wird der bereits eröffnete Hauptstamm der Arteria pulmonalis knapp über dem Herzen durchtrennt. Gerade dieser Schnitt erfordert bei seiner Ausführung eine gewisse Sorgfalt. Nur allzu leicht wird nämlich das geknöpfte Blatt der Darmschere nicht *über* dem Aortensegel der Mitralis in die Aorta eingeführt, sondern *unter* ihm in den linken Vorhof. Bevor man zuschneidet, überzeuge man sich also stets durch Betasten, daß der Knopf der Darmschere wirklich in der Aorta liegt. Der Schnitt durch die Aorta wird gleich weitergeführt und eröffnet den Aortenbogen bis in die Brustaorta. Mit der gewöhnlichen Schere schneiden wir anschließend noch die großen Halsgefäße (Arteria anonyma, Arteriae subclaviae und Carotis communis) von ihren Abgangsstellen her auf.

Sechster Schnitt: Man kann das Herz aus seinem Zusammenhang lösen, indem man den rechten Hauptast der Arteria pulmonalis aufschneidet und dabei gleichzeitig die über ihm liegende, bereits aufgeschnittene Aorta durchtrennt; wenn man noch die Pulmonalvenen durchschneidet, ist das sezierte Herz vollkommen isoliert.

Schließlich legen wir noch von einer der Schnittflächen aus mit dem Messer einen Flachschnitt durch die Wand der linken Kammer und eröffnen die Coronararterien mit einer kleinen geknöpften Schere: In die rechte Coronararterie gelangt man leicht von ihrem beim zweiten Herzschnitt eröffneten Lumen, ebenso in den beim dritten Herzschnitt eröffneten Ramus circumflexus der linken Coronararterie. In den wichtigen Ramus descendens der linken Coronararterie geht man vom Ostium her ein und schneidet ihn so weit wie möglich auf.

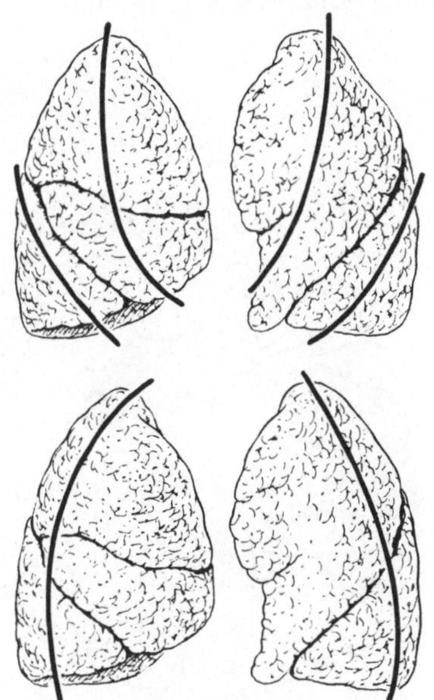

Abb. 11. Zwei Möglichkeiten der Schnittführung durch die Lungen

Zum Schluß hat man noch die eventuell der Herzinnenfläche anhaftenden Cruorgerinnsel sorgfältig zu entfernen. Die

9. Sektion der Lungen (siehe Abb. 11)

wird gewöhnlich in der Weise vorgenommen, daß entweder jeder Lappen von seiner Spitze bis zur Basis einzeln eingeschnitten wird, mit Ausnahme des rechten Mittellappens, der zusammen mit dem rechten Oberlappen eingeschnitten wird. Unter Umständen kann es einfacher und übersichtlicher sein, wenn man jeden Lungenflügel durch einen einzigen großen Schnitt bis auf den Hilus eröffnet, der dann von der Lungenspitze an der äußeren Fläche der Lunge leicht nach vorne zu geneigt verläuft. Die Lungen können dann am Hilus abgetrennt werden.

An den verbleibenden Halsorganen steht noch die Darstellung der *Schilddrüse* aus, die man durch Abpräparation der bedeckenden Muskel freilegt. Jeder Lappen wird von der Seite her bis auf die Wand, aber nicht in die Wand der Trachea eingeschnitten.

Für die Durchführung der weiteren Obduktion wird nunmehr die unter die Schultern geschobene Stütze entfernt. Zur

10. Abpräparation des Darmes

werden zunächst Quercolon und Netz cranialwärts geschlagen, dann faßt man die oberste Jejunumschlinge mit der linken Hand und schneidet sie und ihr Mesenterium quer bis zum Mesenterialansatz durch (siehe Abb. 12). Anschließend wird das ganze Dünndarmmesenterium an seiner Ansatzstelle vom Retroperitoneum abgetrennt, bis man an das Coecum gelangt. Dabei achte man darauf, daß das im Retroperitoneum gelegene Duodenum nicht verletzt wird. Wenn man das Coecum mit der linken Hand etwas nach cranialwärts zieht, löst es sich ebenso wie das Colon ascendens leicht d. h. unter geringer Nachhilfe des Messers aus dem retroperitonealen Bindegewebe ab. Nun läßt man die Dünndarmschlingen und das

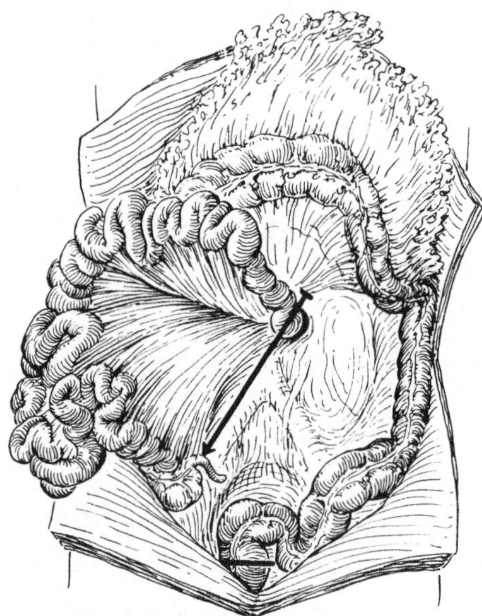
Abb. 12. Die Abtrennung des Dünndarm-Mesenteriums

Colon ascendens wieder in ihre ursprüngliche Lage zurücksinken und isoliert das Colon transversum, indem man es mit der linken Hand nach caudalwärts zieht und mit der rechten das sich anspannende Ligamentum gastrocolicum durchtrennt. Das Colon descendens isolieren wir, indem wir lateral von ihm das Peritoneum ritzen und den Darm dann unter ständigem Zug nach medialwärts aus dem Retroperitoneum herauslösen. Dabei muß man aber darauf achten, nicht die hinter dem Colon descendens liegende Niere zu verletzen. Das Mesosigma durchtrennt man ähnlich wie das Dünndarmmesenterium an seiner Ansatzstelle am Retroperitoneum. Nun spannt man das Rectum an und durchschneidet es möglichst tief im kleinen Becken. Damit ist der ganze Darmtrakt mit Ausnahme des untersten Rectumabschnittes und des Duodenums aus der Leiche entfernt. Wir legen ihn beiseite und sparen uns seine Eröffnung auf den Schluß der Obduktion auf; am besten ist es, ihn überhaupt abseits vom Obduktionstisch zu eröffnen, um Beschmutzungen des Tisches und der übrigen Organe durch den Darminhalt zu vermeiden. Zur

11. Sektion der Organe des Oberbauches

werden diese in einem Block aus der Leiche entfernt. Man umfaßt die Milz mit der linken Hand und versucht sie gegen die Mittellinie zu ziehen, während die rechte mit dem Messer das Peritoneum lateral von der Milz durchtrennt. Da die Milzgefäße im und am Pankreas verlaufen, wird dieses bei Zug an der Milz angespannt, so daß es leicht aus dem retroperitonealen Bindegewebe auszuschälen ge-Wichtig ist bloß, daß man die sich anspannenden Bindedie websfasern in der richtigen Schicht durchtrennt und nicht ist. unmittelbar hinter dem Pankreas liegende linke Nebenniere und Niere verletzt. Vor allem vermeide man grobe Gewebsschnitte mit dem Messer: Sie sind hier nicht nötig, wenn man in der richtigen Schicht präpariert. Ist man an der Mittellinie angelangt, so läßt man die Milz mit dem Milzstiel bzw. Pankreasschwanz wieder in ihre ursprüngliche Lage zurücksinken und präpariert nun das Duodenum aus dem Retroperitoneum ab, indem man es mit der linken Hand umfaßt und nach oben zieht. Dabei muß man die beiden großen Eingeweidearterien, die Arteria mesenterica superior und coeliaca durchtrennen. Ist das geschehen, so lassen wir auch das Duodenum in seine ursprüngliche Lage zurückfallen

und wenden uns der Leber zu. Wir ziehen sie mit der linken Hand
nach unten und durchtrennen mit der gewöhnlichen Schere die sich
dabei anspannenden Bindegewebszüge zwischen Leberoberfläche
und Zwerchfell soweit wie möglich dorsalwärts. Dabei wird die
Vena cava über der Leber durchschnitten. Am schwierigsten ist es,
die Leber aus dem retroperitonealen Bindegewebe zu lösen. Wir
beginnen damit an der Außenseite des rechten Leberlappens, indem
wir das Organ mit der linken Hand medialwärts drängen. Dabei
wird die Vena cava noch einmal, und zwar diesmal vor ihrem Eintritt in die Leber, durchtrennt. Hier muß man aber besonders vorsichtig sein, denn un-
mittelbar hinter Le-
ber und Vena cava
liegt die rechte Ne-
benniere, die wir
nicht verletzen dür-
fen. Sind auf diese
Weise alle großen
Verbindungen dieses
Organpaketes zur
Umgebung gelöst, so
haben wir nur noch
das lockere Binde-
gewebe der Leberhin-

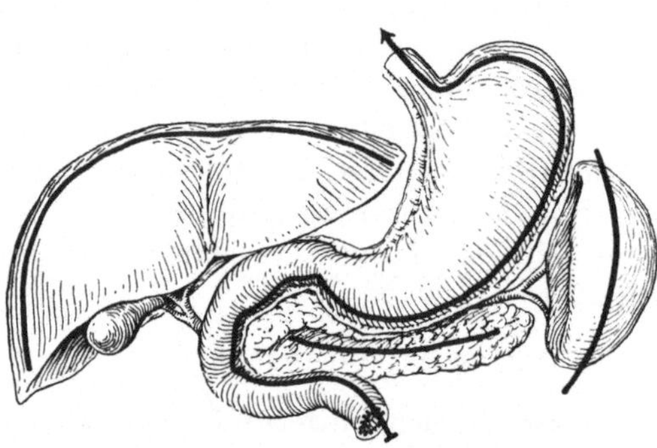

Abb. 13. Die Schnittführung durch Milz, Pankreas,
Duodenum, Magen und Leber

terfläche und am Zwerchfelldurchtritt des Oesophagus zu durchtrennen. Durch leichten Zug läßt sich dieser aus dem Zwerchfellschlitz herausziehen. Die beiden Zwerchfellhälften selbst
bleiben bei richtig ausgeführter Präparation intakt stehen und
sind nun von unten und oben her leicht auf Anomalien zu untersuchen.

Das ganze so gewonnene Organpaket kann man nunmehr auf
einem Tischchen bequem weitersezieren (siehe Abb. 13) und zerlegen.
Die *Milz* wird von der Oberfläche in ihrer Längsachse senkrecht auf
den Hilus, das *Pankreas* in seiner Längsrichtung vom Kopf bis zum
Schwanz eingeschnitten. Von der durchschnittenen Flexura duodenojejunalis aus eröffnen wir mit der Darmschere das *Duodenum*
und gehen gleich weiter in den *Magen*, der an der großen Curvatur
aufgeschnitten wird. In einem Zuge führen wir dann die Schere
durch den Oesophagusstumpf aus dem Magen heraus. Durch Druck

auf die Gallenblase und Ausstreichen treibt man die Galle gegen die Papilla Vateri, wo sie sichtbar austritt, wenn kein Hindernis vorhanden ist. Dann präparieren wir die Gebilde im Ligamentum hepatoduodenale: Wir suchen uns den *Ductus choledochus*, schneiden ihn ein und eröffnen ihn bis in die Papilla Vateri mit der Schere; die *Vena portae* wird bloß eingeschnitten, damit man sich ein Bild über ihren Inhalt machen kann. Nun faßt man die *Gallenblase* an ihrem Hals, durchtrennt den sich anspannenden Ductus cysticus und löst die Gallenblase aus ihrem Leberbett, indem man sie vom Hals her von der Leber abzieht und mit der Schere etwa sich anspannende Bindegewebszüge durchtrennt. Die Gallenblase wird am besten abseits von allen übrigen Organen vom Fundus her mit der Schere eröffnet und sofort ausgespült, weil die Galle sonst die Gewebe sofort anfärbt. Schließlich wird die *Leber* durch einen langen, über beide Lappen gehenden Schnitt eröffnet.

Wenn man auf diese Weise alle Zusammenhänge dargestellt und geprüft hat, kann man die Leber und Milz jeweils am Hilus abschneiden. Der Magen bleibt am besten mit dem Duodenum und Pankreas in Zusammenhang. Zur

12. Sektion der Urogenitalorgane

lösen wir sie im Zusammenhang mit der Bauchaorta aus der Leiche und beginnen mit der Mobilisation der *Nieren*: mit dem Knorpelmesser durchtrennt man das Fettgewebslager um die Nieren, indem man einen bis auf die Muskulatur gehenden Schnitt an ihrem äußeren konvexen Rande führt und ihn über die Niere hinaus etwa bis in den Musculus psoas verlängert. Nun greift die linke Hand in diesen Schnitt und löst die Niere zusammen mit der Nebenniere und dem umgebenden Fettgewebe von der hinteren Bauchwand bis zur Wirbelsäule hin ab, wobei sich anspannende Bindegewebsfasern entweder stumpf durchreißen lassen oder mit ein paar leichten Messerzügen durchtrennt werden. Die Nieren hängen dabei an den großen Gefäßen und dem Ureter wie in einem Scharnier.

Zur Ablösung der *Bauchaorta* von der Wirbelsäule müssen wir ihre Durchtrennungsstelle oberhalb des Zwerchfells finden, das wir zu diesem Zweck in der Mitte einschneiden. Dieses Ende der Aorta präpariert man sich frei, nimmt es in die linke Hand und zieht es caudalwärts, wobei man gleichzeitig die Vena cava inferior und die Nieren mitnimmt. Dabei werden sich anspannende Bindegewebsfasern vor der Wirbelsäule leicht durchrissen oder durchschnitten. Erst wenn das Promontorium sichtbar wird, halten wir ein und lassen die ganze Gewebsplatte, die also aus den retroperitonealen Organen besteht, wieder in ihre ursprüngliche Lage zurücksinken.

Die Herauslösung der *Beckenorgane* geschieht stumpf — wir legen also das Messer zunächst weg. Mit den Spitzen des 2. und 3. Fingers beider Hände sucht man unmittelbar hinter der Symphyse in das Cavum praeperitoneale einzudringen und die Harnblase vom Beckengürtel zu lösen. Dann arbeiten sich von hier aus beide Hände entlang der seitlichen Beckenwand im lockeren Zellgewebe nach hinten, bis sich die Fingerspitzen in der Höhlung des Kreuzbeines hinter dem Rectum treffen. Jetzt legt man beide Daumen auf die Symphyse und benützt sie als Stützpunkt, um die umfaßten Beckenorgane soweit wie möglich herauszuhebeln. Die hebelnde Bewegung ist dabei symphysenwärts, d. h. gegen die Füße der Leiche gerichtet — man hüte sich, die Beckenorgane kopfwärts gewissermaßen herauszureißen.

Ist die Ablösung der Beckenorgane gelungen, so hängen sie nur noch an Rectum, Urethra (und Vagina) und beiderseits an den großen Iliacalgefäßen, beim Mann noch an den Samensträngen. Nun umfassen wir die ganzen Beckenorgane mit der linken Hand und ziehen sie cranialwärts, damit man mit der rechten Hand Rectum, Urethra (und Vagina) möglichst tief durchschneiden kann. Dann durchtrennen wir noch nahe dem Poupart'schen Band die großen Iliacalgefäße (und eventuell die Samenstränge), womit die Urogenitalorgane isoliert sind.

Das Organpaket wird nun außerhalb der Leiche auf einem Tischchen weiterseziert (siehe Abb. 14), und zwar zunächst von der Rückseite her, d. h. wir legen es „auf den Bauch". Mit der Darmschere eröffnen wir die *Aorta* bis in die Arteriae iliacae und das *Rectum* vom After her. Dann drehen wir das Organpaket um. Mit der Darmschere wird zunächst die *Vena cava inferior* bis zur Einmündung der Venae iliacae aufgeschnitten. Dann legt man mehrere Schnitte durch die beiden *Nebennieren.*

Um die *Nieren* einzuschneiden, nehmen wir sie samt dem sie umkleidenden Fettgewebe so in die linke Hand, daß die Konvexität zwischen Daumen und den übrigen vier Fingern hervorschaut und der Hilus in der Handfläche ruht. Nun schneidet man mit einem

langen Messer auf die Konvexität hiluswärts ein. Ist wenig Fettgewebe vorhanden, so daß man über die Lage der Niere in der
Hand genau Bescheid weiß, dann zieht man den Schnitt gleich
durch bis in den Hilus; ist viel Fettgewebe vorhanden, dann
schneidet man am besten bis zur oder auch in die Nierenoberfläche
ein, zieht das Fettgewebe ab und schneidet erst dann endgültig
bis zum Hilus durch. Nun faßt
man die fibröse Kapsel mit
einer Hakenpinzette an einem
Schnittrand, wobei der eine
Arm der Pinzette die Kapsel
erst richtig durch das Nieren-
gewebe hindurch fassen kann.
Mit der rechten Hand zieht
man leicht mit der Pinzette an
der Kapsel, der Daumen der
linken, die Niere haltenden
Hand hilft, den durch Abziehen der Kapsel entstehenden
Spalt zwischen der Nierenoberfläche und ihr zu vergrößern,
bis sie ganz abgezogen ist.
Nicht immer glückt es, gleich
genug Kapselgewebe mit der
Pinzette zu fassen — dann muß
eben der Versuch an einer
anderen Stelle des Schnitt-
randes wiederholt werden.

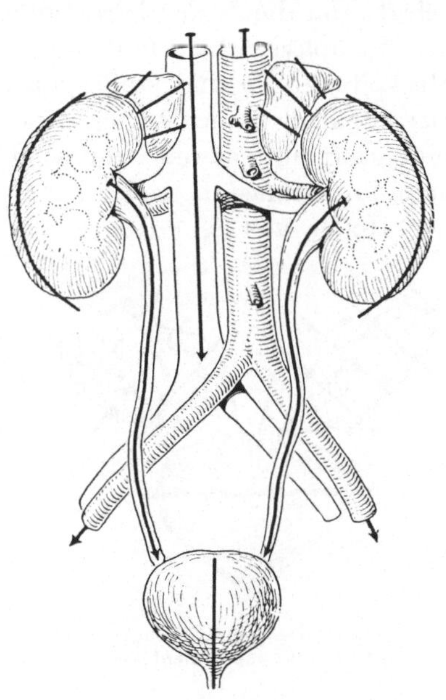

Abb. 14.
Die Schnittführung am Urogenitalsystem

Ist der Schnitt richtig geführt, dann ist *Nierenbecken* oder zumindest einer der Nierenkelche getroffen. Man geht nun mit der
Schere in das Nierenbecken unmittelbar oder über den Weg eines
Nierenkelches ein, schneidet es auf und setzt den Schnitt gleich in
den *Ureter* bis an die Harnblase fort. Dabei muß man eine beim
Einschneiden eventuell am unteren Pol stehengebliebene Brücke
von Nierenparenchym durchtrennen.

Die *Harnblase* eröffnen wir in der Mittellinie ihrer Vorderwand,
indem wir entweder von der durchschnittenen Harnröhre, oder wenn
wir sie nicht finden können, von dem Harnblasenscheitel her mit der
Schere einschneiden. Dann werden die Ureterenostien sondiert.

a) Handelt es sich um eine *männliche Leiche,* so präpariert man das Rectum von seiner analen Durchtrennungsstelle her nach cranialwärts zu ab und schneidet die dabei zum Vorschein kommende Prostata von rückwärts her quer ein (siehe Abb. 15). Anschließend werden einige quere Schnitte durch die bei der Abpräparation des Rectums ebenfalls freigelegten *Samenblasen* angelegt. Um die *Hoden* herauszulösen, präpariert man seitlich von der Symphyse die Haut im subcutanen Fettgewebe von der Muskelfascie ab und stößt dabei auf den aus dem Leistenkanal austretenden Samenstrang. Man präpariert ihn soweit frei, daß man ihn umfassen und an ihm den Hoden aus dem Hodensack

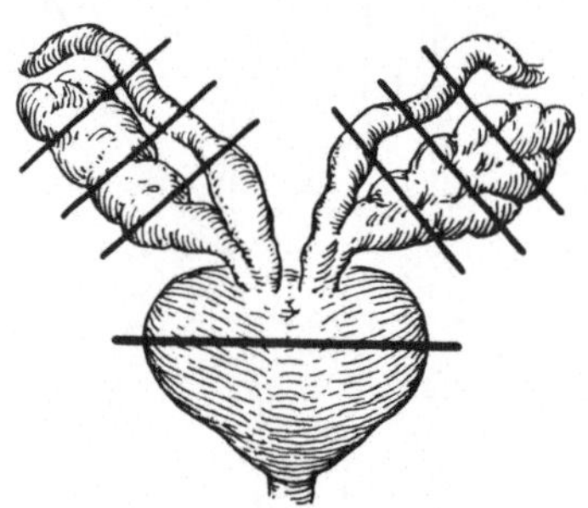

Abb. 15. Die Schnittführung durch Prostata und Samenblasen

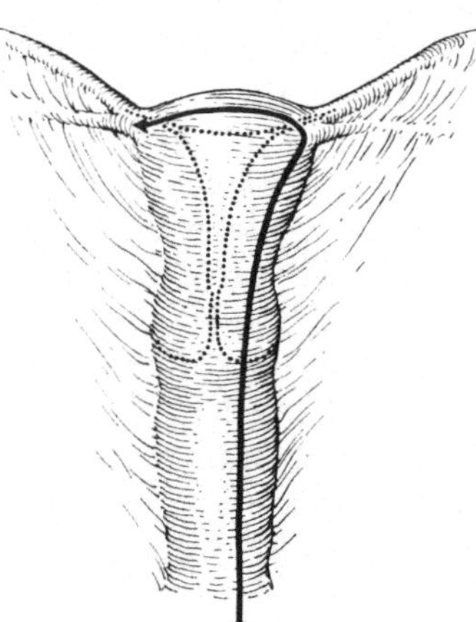

Abb. 16. Die Eröffnung von Vagina und Uterus

heraufziehen kann. Die Hoden werden von der Konvexität her gegen den Hilus zu eingeschnitten und dann am Samenstrang abgeschnitten.

b) Handelt es sich um eine *weibliche Leiche,* so schneiden wir die *Vagina* an ihrer linken seitlichen Wand auf (siehe Abb. 16), gehen mit der Schere in die *Cervix* ein und schneiden sie, sowie das *Corpus uteri* an der linken Seite bis an den linken Tubenwinkel auf; vor diesem führen wir die Schere nach medial zu vorbei und eröffnen weitergehend das Corpus uteri von der Kuppe her. Der Schnitt endet vor dem rechten Tubenwinkel. Bei dieser Schnittführung wird der linke Ureter, der ja bereits aufgeschnitten ist, durchtrennt. Schließlich schneidet man noch beide *Eierstöcke* in ihrer Längsrichtung ein.

Die

13. Sektion des Darmes

beginnen wir von der Durchtrennungsstelle des Rectum aus. Damit
man die Darmschere leicht weiterführen kann und nicht in einem
Haustrum steckenbleibt, suchen wir dabei der Taenia libera bis in
das Coecum zu folgen. Von diesem aus wird die Appendix aufgeschnitten. Zum Aufschneiden des Dünndarms legen wir uns das
ganze Dünndarmkonvolut so zurecht, daß das Mesenterium bzw.
seine Durchtrennungsstelle zu unserer rechten, die Darmschlingen
zu unserer linken liegen. Dann ge-
hen wir mit der Darmschere durch
die Valvula Bauhini ein, schließen
die Schere zu drei Vierteln ihrer
Blätter und schneiden mit dem so
entstandenen scharfen spitzen
Winkel den ganzen Dünndarm
am Mesenterialansatz auf (siehe
Abb. 17): Die Schere wird dabei
mit einer leichten Rechtsdrehung
vom Körper wegbewegt, die linke
Hand zieht den Darm nach links
zum Körper über die Schere weg.

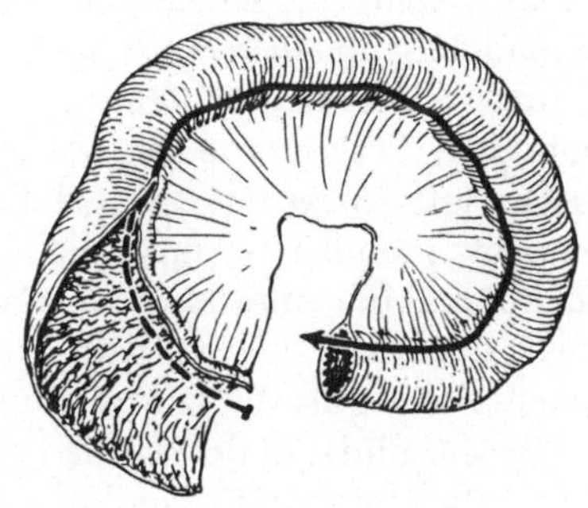

Abb. 17. Die Eröffnung des Dünndarms

Vom eröffneten Darm muß der Kot mit reichlich Wasser abge-
spült werden.

14. Schädelsektion

In den pathologischen Instituten wird die Eröffnung der
Schädelkapsel gewöhnlich von den Sektionsgehilfen vorbereitet
und durchgeführt, so daß der Obduzent bloß das Gehirn aus der
Leiche zu entnehmen braucht. Im Hinblick darauf, daß ein Arzt
später einmal in die Lage kommen kann, eine Obduktion ganz allein
durchführen zu müssen, sollte man aber schon von den Studenten
verlangen, daß sie die Schädelhöhle kunstgerecht zu eröffnen
verstehen.

Zur Eröffnung des Schädels und Herausnahme des Gehirns verläßt der Obduzent seinen gewöhnlichen Platz an der rechten Seite
der Leiche und stellt sich an das schmale Kopfende des Obduktionstisches.

Den *Hautschnitt* zur Eröffnung der Schädelhöhle führt man vom rechten Processus mastoideus über den Scheitel zum linken, und zwar so, daß man mit dem stark aufgedrückten Messer gleich alle Weichteile bis auf den Knochen durchtrennt. An einem glatzköpfigen Schädel wird man den Schnitt möglichst weit dorsal über den Scheitel führen, damit die Wunde bei der Aufbahrung nicht sichtbar ist. Ist langes Kopfhaar vorhanden, so müssen wir es zunächst in der Gegend des geplanten Schnittes teilen, „scheiteln". Nun faßt man den vorderen Schnittrand der Kopfhaut mit der linken Hand und sucht sie nach vorne zu ziehen, während die rechte Hand mit einem Raspatorium oder Meißel das Periost der Schädelkapsel im Schnitt nach vorne abschiebt. Sehr bald geben dann die weichen Schädeldecken dem Zug nach und man kann sie mit dem Periost von den Schädelknochen ablösen. Meist ist das sogar mit *einem* energischen Ruck möglich. Den hinteren Hautlappen mobilisiert man in ähnlicher Weise, eventuell unter Zuhilfenahme eines Messers. Nach vorne zu lösen wir die weichen Schädeldecken so weit ab, bis die Stirnbeinschuppen frei liegen, nach hinten, bis die Hinterhauptschuppe freiliegt.

Da die Linie, in der wir den Schädel aufsägen müssen, über dem Musculus temporalis verläuft und dieser beim Sägen hinderlich wäre, muß er durchtrennt werden. Dazu sticht man mit dem flach an den Schädel angelegten Messer — Schneide nach oben — ein, durchtrennt den halbkreisförmigen Ansatz des Muskels und schlägt ihn über den Jochbogen nach abwärts — der Knochen der Temporalschuppe liegt dann für die Säge frei. Damit man beim *Aufsägen des Schädelknochens* immer die rechte Linie einhält, empfiehlt es sich, den Verlauf des anzulegenden Sägeschnittes durch Einritzen des Knochens zu kennzeichnen. Diese Linie verläuft über beide Stirnhöcker, die Schläfenbeinschuppen und den Occipitalhöcker.

Nun beginnt man in der vorgezeichneten Linie auf den Knochen im Bereich eines Stirnhöckers einzusägen, und zwar so lange, bis das Sägeblatt auf die Dura trifft. Man merkt das daran, daß die Säge plötzlich einen eigentümlich knatternden Ton gibt. Dann hört man an dieser Stelle zu sägen auf, rückt ein Stückchen weiter und beginnt noch einmal und so fort, bis man in der vorgezeichneten Linie den ganzen Schädel umkreist hat. Dadurch ist zwar die Tabula externa und die Diploë in voller Ausdehnung aufgesägt, von der Tabula interna sind aber kleine Anteile stehengeblieben (siehe Abb. 18), an denen die Schädelkalotte noch festsitzt. Da wir sie nicht auch alle aufsägen können, müssen wir sie aufsprengen: Man führt das Blatt eines Meißels in die Sägeschnittfläche ein und treibt ihn mit einem leichten Schlag vor. Dabei hört man das Einbrechen der Tabula interna sehr deutlich: Es klingt, als ob man eine Nußschale aufknacken würde. Nun dreht man den eingeführten Meißel und hebt dadurch die Kalotte von der Schädelbasis ab.

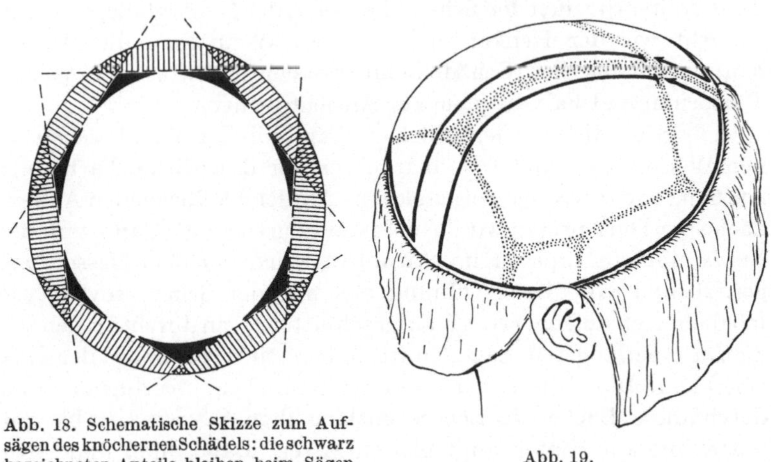

Abb. 18. Schematische Skizze zum Aufsägen des knöchernen Schädels: die schwarz bezeichneten Anteile bleiben beim Sägen stehen und müssen aufgesprengt werden

Abb. 19.
Der „Korbhenkelschnitt"

Bei jüngeren Menschen ist es nun ohne besondere Maßnahmen möglich, die *Schädelkalotte* von der Dura *abzunehmen,* sie fällt fast von selbst weg. Bei älteren Menschen und Kindern kann die Dura aber mit der inneren Fläche der Schädelkapsel fester verwachsen sein. Wir müssen dann mit der zusammengeklappten Darmschere zwischen Dura und Schädelkapsel eingehen und diese Verwachsungen zu sprengen trachten. Falls auch dies nicht gelingt, weil die Verwachsungen zu fest sind, bleibt nichts anderes übrig, als die Dura im Sägeschnitt mit der Schere zu eröffnen (siehe unten).

Bei Neugeborenen ist es wegen der Häufigkeit von Einrissen im Tentorium notwendig, dieses und die Falx in ganzer Ausdehnung überblicken zu können. Dazu eröffnet man die Schädelhöhle mit dem sogenannten *Korbhenkelschnitt* (siehe Abb. 19): Nach Abziehen der weichen Schädeldecken sticht man mit dem spitzen Blatt einer

Knorpelschere seitlich der Mittellinie im Bereich der großen Fontanelle ein und schneidet dann den Knochen zusammen mit der Dura immer 1 cm seitlich von der Mittellinie nach dorsal bis etwa an den Hinterhauptspol auf, geht dann entlang der Linie, an der man beim Erwachsenen den Sägeschnitt anlegt, nach vorne und kehrt wiederum vom Stirnpol her 1 cm seitlich von der Mittellinie zur großen Fontanelle zurück. Dadurch fallen über beiden Großhirnhemisphären zwei Knochenplatten weg und es bleibt ein etwa 2 cm breiter Streifen der Schädelkapsel in der Medianlinie, der eben aussieht wie der Henkel eines Korbes. Wenn man die Hinterhauptspole aus der Schädelhöhle vorsichtig lüftet, kann man Tentorium und Falx bequem zur Ansicht bringen.

Gelingt es, die knöcherne Schädelkapsel in der oben beschriebenen Weise abzunehmen, so betrachten wir ihre Dicke, Farbe und Aufbau, bevor wir sie beiseitelegen. An der bloßliegenden Außenfläche der Dura prüfen wir ihren Spannungszustand. Dann wird der *Sinus sagittalis* superior im Stirnhirnbereich mit dem Messer zart geritzt und von dieser Öffnung aus mit der Schere soweit wie möglich nach dorsalwärts zu aufgeschnitten. Nun durchtrennen wir die *Dura* entlang dem Sägeschnitt, indem wir vorne neben der Falx eine kleine Durafalte mit der Pinzette aufheben, einschneiden und durch diese Lücke die Schere entlang dem Sägeschnitt bis zur Mittellinie am Hinterhaupt gleiten lassen. Dabei muß man aber darauf achten, daß die Schere zu zwei Drittel geschlossen ist und möglichst tangential gehalten wird, damit das unter der Dura liegende Scherenblatt nicht in das Gehirn eindringt und dieses verletzt. Die durchtrennte Durahälfte hebt man auf und schlägt sie gegen die Mittellinie über die Konvexität der Gegenseite zurück, damit man ihre Innenfläche bequem in voller Ausdehnung betrachten kann. Dabei spannen sich die in den Sinus sagittalis superior eintretenden Venen, die sogenannten *Brückenvenen*, an, die man dadurch stumpf durchtrennt, daß man den 2. und 3. Finger der rechten Hand vorne an der Mantelkante zwischen Gehirn und Falx einführt und an der Mantelkante entlang mit einem energischen Ruck nach hinten zu die Venen durchreißt. Dann bringen wir diese Durahälfte wieder in ihre ursprüngliche Lage zurück und wiederholen den ganzen Vorgang auf der anderen Seite. Nun nimmt man beide Durahälften über dem Sägeschnitt in die Pinzette, spannt und durchtrennt sie mitsamt der Falx etwas über dem

Sägeschnitt zwischen beiden Stirnlappen; man kann jetzt die Dura und Falx leicht nach dorsalwärts zurückschlagen, so daß die Konvexität beider Großhirnhemisphären bloßliegt.

Falls die *knöcherne Schädelkapsel so fest an der Dura haftete*, daß diese nicht stumpf zu lösen war, dann durchtrennen wir die Dura entlang dem Sägeschnitt mit der Schere, indem wir vorne rechts und links der Mittellinie beginnen und bis an die Mittellinie nach rückwärts schneiden. Dabei muß man die Schere, wie oben erwähnt, möglichst tangential halten, um das Gehirn nicht zu verletzen. Dann durchschneidet man vorne die Falx, indem man die Schere durch den Sägeschnitt einschiebt. Das Gehirn bleibt bei der weiteren Präparation in der Schädelkalotte.

Mit beiden Händen versucht man nun, die vorderen Pole der *Stirnlappen* von vorne und von der Seite her zu umgreifen und aus der vorderen Schädelgrube herauszuheben; dabei sollen gleichzeitig auch die Nervi olfactorii mitgehen. Während der ganzen folgenden Präparation holt die linke Hand das Gehirn an seiner Unterfläche aus der Schädelhöhle heraus, während die rechte mit dem Messer immer von links nach rechts alles Verbindende durchschneidet. Man hüte sich aber, mit der linken Hand einen zu starken Zug am Gehirn auszuüben, da dieses sonst leicht im Bereich der Hirnschenkel einreißt oder gar abreißt. Als erstes spannen sich die Nervi optici an, die man frontalwärts vom Chiasma durchtrennt. Dann folgen die beiden Carotiden und der Hypophysenstiel, sowie die Nervi oculomotorii.

Nun ergreift die linke Hand zunächst den linken dann den rechten *Schläfenlappen* und hebt sie aus der mittleren Schädelgrube ebenso zart heraus wie früher die Stirnlappen aus der vorderen Schädelgrube. Die jetzt sichtbar werdenden *Tentoriumhälften* werden wieder von links nach rechts durchtrennt, indem man möglichst weit seitlich an der linken Pyramidenkante einsticht (siehe Abb. 20). Dazu tastet man sich von vorne kommend durch kleine senkrechte Einstiche an die Pyramidenkante heran: Zunächst stößt man noch immer auf Knochen, bis dann auf einmal das Messer keinen Widerstand mehr findet und durch das Tentorium hindurchgleitet. Man läßt das Messer etwa 1 cm tief eindringen und schneidet sägend immer in Fühlung mit der Pyramidenkante medialwärts bis zum freien Rand des Tentoriums vor. Dann führt man das Messer (ohne es herauszuziehen) vorne

um die Brücke herum und durchtrennt von der Medianlinie nach
rechts die rechte Tentoriumhälfte immer in Fühlung mit der
rechten Schläfenbeinpyramide. Ist die Durchtrennung des Tentoriums richtig vorgenommen worden, dann sind meist auch schon
die meisten an oder durch die Schläfenbeinpyramide verlaufenden
Hirnnerven durchschnitten. Sollten sich beim vorsichtigen Abheben der Kleinhirnhemisphären doch noch Nervenstränge an-
spannen, so können sie leicht nachträglich durchtrennt werden.

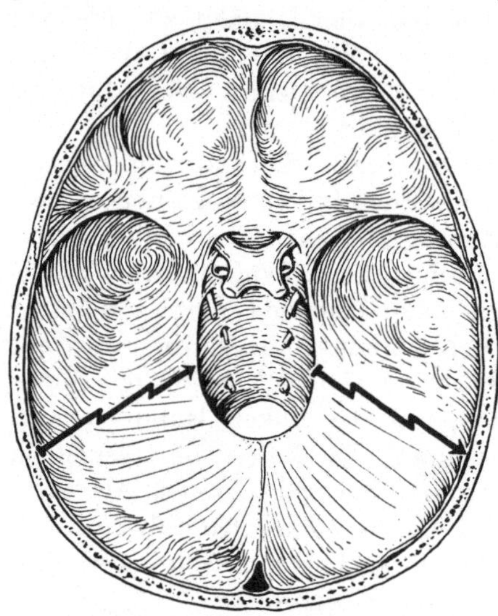

Abb. 20. Die Durchtrennung des Tentoriums

Mit der linken Hand drängen wir jetzt vorsichtig *Kleinhirn* und Brücke von den Felsenbeinen und vom Clivus nach rückwärts ab, und führen ein Messer mit möglichst schmaler Klinge, die Schneide nach rechts gerichtet, am Clivus vor, stechen auf das *Rückenmark* ein und schneiden sägend, soweit es möglich ist, zur rechten seitlichen Umgrenzung des Foramen occipitale fort, um so die Arteria vertebralis dextra zu durchtrennen. Dann zieht man das Messer heraus und sticht noch einmal in denselben Schnitt ein, dieses Mal aber mit nach links gerichteter Schneide, und schneidet bis zur linken seitlichen Umgrenzung des Foramen occipitale. Hat man alle diese Schnitte richtig ausgeführt, so sind sämtliche Verbindungen des Gehirns durchtrennt und man kann es aus dem Schädel herausnehmen: Mit vier Fingern der linken Hand hebt man es gewissermaßen heraus, während es die rechte Hand an der Konvexität des Großhirns liegend auffängt.

Die Herausnahme des Gehirns gestaltet sich in einigen Punkten anders, *wenn es nicht gelungen war, die Dura von der Schädelkalotte zu trennen.* Die Durchtrennung der beiden Tentoriumhälften und des Rückenmarkes geschieht noch, wie eben geschildert, bloß mit dem einen Unterschied, daß nicht nur das Großhirn und Kleinhirn herausgelöst und abgehoben werden, sondern gleichzeitig auch die auf der Konvexität haftende knöcherne Schädelkapsel. Wir müssen in diesem Falle nach Herausheben des Kleinhirns und des Rückenmarks aus der hinteren Schädelgrube die Falx knapp über dem Tentorium mit dem Messer durchtrennen. Nunmehr kann man das Gehirn aus der Schädelkapsel lösen, indem man mit dem 2. und 3. Finger der linken Hand rechts von der Falx, mit dem 4. und 5. Finger links von der Falx eingeht und unter Durchreißung der Brückenvenen die Großhirnhemisphären aus der Schädelkapsel herauslöst. Der Sinus sagittalis superior wird in situ mit dem Messer von vorne und seitlich her in ganzer Länge aufgeritzt.

Wir legen das Gehirn zunächst beiseite und beschäftigen uns mit der Präparation der *Schädelbasis*. Mit einem spitzen Messer eröffnen wir die großen *Durasinus*: man sticht in den linken Sinus sigmoideus dort ein, wo er durch die knöcherne Schädelbasis austritt und eröffnet ihn mit Schnitten, die man gleich in den Sinus transversus fortsetzt. In gleicher Weise wird der rechte Sinus sigmoideus und transversus bis zum Confluens sinuum eröffnet. Den Sinus cavernosus schneiden wir von beiden Seiten her mit einem etwa parallel zur Sägeschnittfläche gehaltenen Messer von der Seite her ein.

Das *Mittelohr* eröffnet man durch Abmeißelung des Tegmen tympani. Der Meißel wird in einem Winkel von etwa 30 Grad von medial an den sich abzeichnenden oberen Bogengang gelegt und der Knochen mit einem kräftigen Schlag durchtrennt.

Um die *Hypophyse* unbeschädigt aus der Sella zu entfernen, umschneidet man die Dura rings um sie herum am Clivus, am Planum sphenoidale und über den Sinus cavernosi. Dann faßt man mit der Hakenpinzette den hypophysenwärts gelegenen Saum der Dura am Clivus und zieht sie hinauf, bis der Rücken der knöchernen Sella sichtbar wird. Dieser wird mit der Pinzette gefaßt und nach dorsalwärts abgebrochen. Jetzt kann man die Hypophyse an dem um sie verbliebenen Durarest leicht fassen und unter Zuhilfenahme des Messers aus der Sellagrube herausschälen.

Mit einer besonderen Zange fassen wir die *Dura* und ziehen sie so weit wie möglich ab, um die knöcherne Schädelbasis betrachten zu können. Die

15. Sektion des Gehirns

kann auf sehr verschiedene Weise vorgenommen werden je nachdem, zu welchem Zwecke sie ausgeführt wird. Neuropathologen bevorzugen, das Gehirn zunächst zu fixieren und erst dann zu zerschneiden. Im folgenden sollen nur zwei Methoden geschildert werden, die sich leicht im alltäglichen Betrieb am frischen Gehirn durchführen lassen und möglichst wenig für eine eventuell später noch nötige neuropathologische und lokalisatorische Untersuchung verderben.

Auf jeden Fall beginnen wir die Gehirnsektion mit einer genauen Inspektion der Großhirnoberfläche an ihrer *Konvexität*; dann drehen wir das Gehirn um zur Untersuchung der *Hirnbasis*. Hier stellt man vor allem den Verlauf der *Arterien* im Circulus arteriosus Willisi dar, indem man die

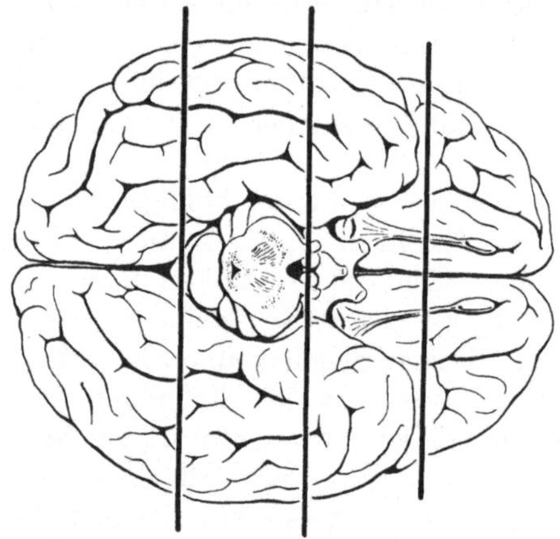

Abb. 21. Frontale Schnitte durch das Großhirn. Das Kleinhirn ist an den Hirnschenkeln bereits abgetrennt worden

Arachnoidea über den basalen Cysternen mit der Pinzette einreißt, die beiden Stirnlappen stumpf mit den Fingern auseinanderdrängt und die Sylvische Furche eventuell unter Zuhilfenahme der Pinzette eröffnet.

Sind weder an Konvexität noch an der Hirnbasis besondere Veränderungen wahrzunehmen, so trennt man das Kleinhirn ab, indem man beide Pedunculi senkrecht zu ihrem Verlauf durchschneidet. Dann führt man durch die Großhirnhemisphäre mindestens drei *frontale Schnitte* (siehe Abb. 21): einer vor dem Pol der Schläfenlappen, den nächsten durch die Corpora mammilaria und den dritten hinter dem hinteren Balkenende. Man kann natürlich, wenn es darauf ankommt, die Schnitte viel enger legen. Nun nimmt man das Kleinhirn in die linke Hand, und zwar so, daß die beiden Kleinhirnhemisphären in der Höhlung der Handfläche ruhen, während die Brücke und Medulla oblongata sichtbar sind. Mit dem Hirnmesser schneidet man, mehr drückend als ziehend, quer auf die Brücke und auf die Medulla oblongata in der Höhe der Oliven ein und führt diese Schnitte gleich bis in die Kleinhirnhemisphären durch (siehe Abb. 22).

Findet man jedoch Veränderungen an der Ober- oder Unterfläche des Gehirns, die man nicht durch Frontalschnitte zerstören will, so führt man einen einzigen *Horizontalschnitt* (siehe Abb. 23) durch die Großhirnhemisphären. Wir legen dazu das Gehirn auf die Großhirnhemisphären, so daß die Basis uns zugekehrt ist, und schneiden mit einem langen angefeuchteten Messer in einem Zug vom Stirnpol durch

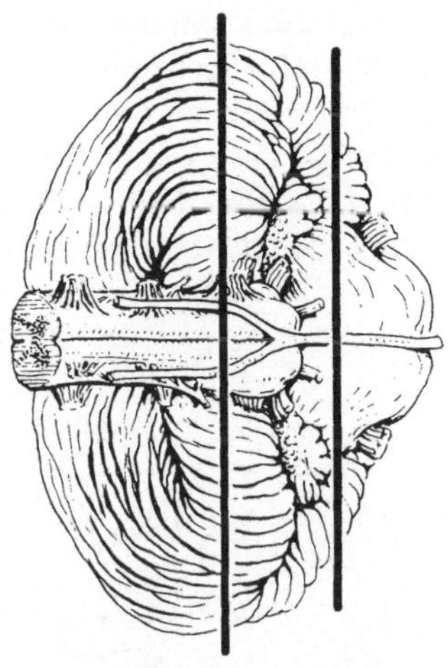

Abb. 22. Die Schnitte durch das Kleinhirn

die Stammganglien bis zum Occipitalpol durch, so daß also das Großhirn in einen oberen und einen unteren Teil zerfällt; an letzterem hängt das Kleinhirn. Die

16. Eröffnung des Knochenmarkes

führt man bei der Routine-Obduktion so aus, daß man das Sternum der Länge nach aufsägt oder die Wirbelsäule

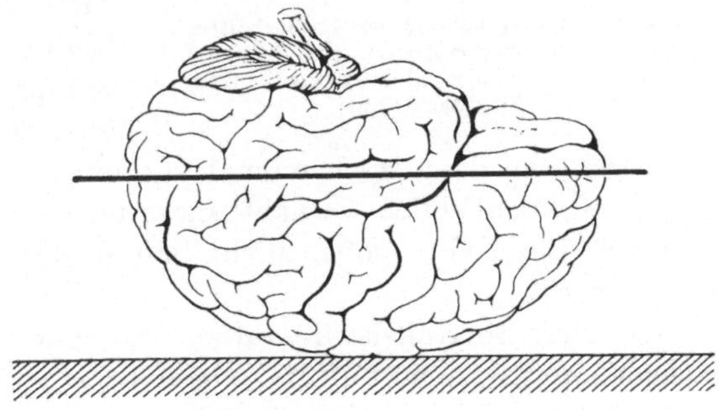

Abb. 23. Horizontaler Sagittalschnitt durch das Großhirn

mit einem breiten Meißel oder einer Säge kappt. Bei Bluterkrankungen wird man allerdings zumindest einen Femur herauslösen und aufsägen.

17. Die Herrichtung der Leiche nach der Obduktion

Diese durchaus nötige Verrichtung wird in den Prosekturen routinemäßig von den Sektionsgehilfen vorgenommen. So geht das Gefühl dafür verloren, daß eigentlich der Obduzent selbst dafür verantwortlich ist, daß die Leiche, die er zerlegt hat, wieder in einen die Pietät der Angehörigen nicht verletzenden Zustand gebracht wird. Er sollte daher wissen, wie das zu geschehen hat, denn er könnte vielleicht später einmal in die Lage kommen, nicht bloß die Leiche allein öffnen, sondern auch schließen zu müssen.

Zunächst haben wir alle Körperhöhlen (Brustkorb, Bauchhöhle, Kopfhöhle), aus denen wir die Organe entnommen haben, wieder zu füllen, entweder mit den Organen selbst oder mit einem Füllmaterial, das möglichst trocken sein soll. Dann vernäht man die Haut im Hautschnitt mittels einer groben Nadel und einem festen Bindfaden oder Seidenfaden wie in Abb. 24 dargestellt. Man beginnt dabei an der Symphyse und schreitet über den Bauch und Brustkorb fort, um dann noch einmal von einer Schulter zur anderen zu nähen. Schließlich vernäht man noch den Hautschnitt am Schädel. Die Nähte sollen dicht halten, damit keine Flüssigkeit durchsickert.

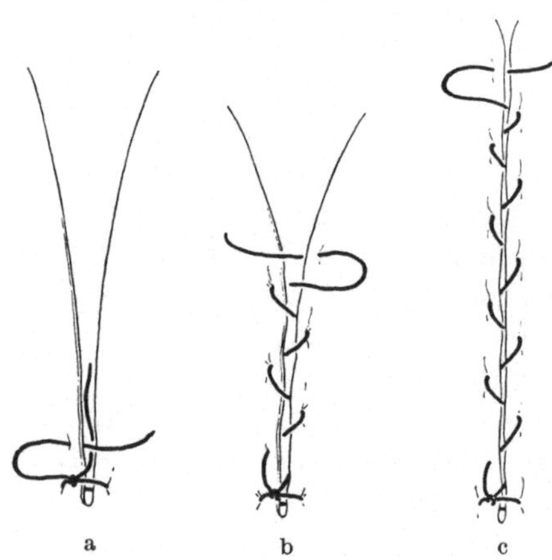

Abb. 24. Die Vernähung des Hautschnittes.
a) Knüpfen des ersten Knotens und Versenken des einen freien Endes; b) und c) Fortlaufende Zick-Zack-Naht

Besondere Sorgfalt ist darauf zu verwenden, daß die knöcherne Schädelkalotte genau auf die Schädelbasis paßt, da sonst eine im Bereiche der Stirne leicht erkennbare Stufe den angelegten Sägeschnitt erkennen läßt. Will man ganz sicher gehen, so treibt man an zwei Stellen kleine Drahtstifte in die Diploë der Schädelbasis, auf die dann die Kalotte fest aufgesetzt wird.

B. Der pathologisch-anatomische Befundbericht

I. Allgemeine Grundsätze

Jede Leichenöffnung soll uns Veränderungen an den Organen aufdecken, die es gestatten, zu einem Urteil über die vorliegende Krankheit zu gelangen. Die geistige Tätigkeit des Obduzenten geht daher stets nach zwei Richtungen: die eine wird in der Aufdeckung, d. h. dem Aufsuchen und Feststellen der krankhaften Organveränderungen bestehen, die andere in ihrer zusammenfassenden Deutung: der Analyse hat auch hier wie bei jeder Naturforschung, die Synthese zu folgen. Es gibt wohl kaum ein Gebiet in der Medizin, in dem die Anwendung dieser Grundsätze so klar zutage tritt, und deshalb ist die Tätigkeit am Sektionstisch für den angehenden Arzt und Wissenschaftler die beste, weil strengste Schule für sein Denken. Am Sektionstisch hat er auch Gelegenheit, den grundlegenden Unterschied zwischen „Befund“, d. h. dem unbestechlich genauen Registrieren von Tatsachen und der von Erfahrung und Wissen des einzelnen abhängigen Deutung, der „Diagnose“ unmittelbar mitzuerleben.

Da wir bei jeder Leichenöffnung ein in seiner Art einmaliges Naturereignis, nämlich Krankheit und Tod eines Mitmenschen, aufzuklären haben, muß es unser Bestreben sein, sowohl die Beobachtungen wie die Schlüsse, die wir aus ihnen ziehen, so festzuhalten, daß auch andere den Wegen, die unsere Gedanken gegangen sind, später zu folgen vermögen. Dazu ist es einmal nötig, das mit unseren Sinnen bei der Leichenöffnung Wahrgenommene schriftlich niederzulegen, gewissermaßen mit Worten zu photographieren[1]. Dies ist Aufgabe des pathologisch-anatomischen Befundberichtes. Daran schließen wir die pathologisch-anatomische Diagnose, die jene Wahrnehmungen nach dem augenblicklichen Stand unseres Wissens benennt und ausdeutet. Es ist klar, daß den Arzt und Kliniker im Augenblick diese Diagnose in erster Linie interessiert. Das sollte aber nicht darüber hinwegtäuschen, daß es sich dabei doch um das vergänglichere jener beiden Dokumente handelt. Ebenso wie wir heute vielleicht mitleidig über die Deutungen und Diagnosen unserer wissenschaftlichen Vorfahren vor 100,

---

[1] Man kann natürlich einen Befund auch tatsächlich photographisch festhalten — ein Verfahren, dessen Anwendung allerdings durch die Anforderungen, die es an Zeit und Geld stellt, begrenzt wird.

ja vor 40 oder 50 Jahren auf Grund unseres heutigen Wissens herabblicken, ebenso wird es — so wollen wir im Glauben an den stetigen Fortschritt hoffen — auch einmal uns ergehen. Was bestehen bleibt, ist der richtig gesehene und abgefaßte Befundbericht, sei er nun vor 50 Jahren oder heute niedergelegt. So blicken jedem, der einen Befundbericht verfaßt, gewissermaßen kommende Geschlechter über die Schulter und erwarten von ihm Genauigkeit und Gewissenhaftigkeit bei seiner Arbeit, damit sie diese mit ruhigem Gewissen als Grundlage neuer wissenschaftlicher Deutungen benutzen können.

Zur Abfassung eines guten Befundberichtes gehört eigentlich nichts weiter, als eine aufmerksame Anspannung aller Sinne und eine gewisse Wendigkeit in der Wortfindung, die auch ein Anfänger nach kurzer Übung schon erlernen kann. Gerade diese Ansprüche, die an ihn gestellt werden, schärfen seinen Blick für gröbere und feinere Einzelheiten, ja die Forderung nach schriftlicher Fixierung des Beobachteten zwingt ihrerseits wiederum den gewissenhaften Obduzenten genauer zu beobachten, als er sonst wahrscheinlich täte. Mit Recht wird daher in der Prüfungsordnung gefordert, daß der Kandidat beim Staatsexamen nicht nur imstande sein müsse, die vollständige Sektion einer Körperhöhle durchzuführen, sondern auch „den Befund sofort niederzuschreiben". Das will gelernt sein, und hier wie überall ist aller Anfang auch für den aufmerksamsten Beobachter und den geübtesten Stilisten schwer. Kann doch die Beschreibung, die jeder Befundbericht darstellt, mit verschiedener Gründlichkeit durchgeführt werden. Es gibt Berichte, die jedes Muttermal, jede kleinste Schrunde erwähnen und sich über viele Druckseiten hin erstrecken. Andere wiederum begnügen sich mit ein paar kurzen, prägnanten Feststellungen und erschöpfen sich in wenigen Sätzen. Es wird von der zur Verfügung stehenden Zeit, von dem Zweck der Leichenöffnung und von den Notwendigkeiten des praktischen Lebens abhängen, welche Ausdehnung man einem Befundbericht gibt. An jedem Institut hat sich aus den gegebenen Möglichkeiten und Beschränkungen eine Art der Berichterstattung hinsichtlich dessen, was erwähnt und was nicht erwähnt wird, herausgebildet, so daß ins einzelne gehende Anweisungen zur Abfassung des Befundberichtes, die allgemeine Gültigkeit beanspruchen könnten, kaum zu geben sind. Gleich sind aber allerorts die Grundsätze, nach denen solche Berichte abgefaßt werden.

Deshalb seien in den folgenden Seiten einige Regeln angegeben, an die man sich zunächst bei der Abfassung eines Befundberichtes halten kann. Erst wenn man diese Grundregeln beherrscht und anzuwenden vermag, darf man sich jene Freiheit erlauben, die nur das Gesetz geben kann. Wir lehnen es aber bewußt ab, für die Verfassung des Befundberichtes ein womöglich vorgedrucktes Schema zu empfehlen, da dieses nur zur gedankenlosen Ausfüllung erzieht und das wesentliche Gefühl der Verantwortlichkeit verkümmern läßt.

Im folgenden seien einige Regeln von allgemeiner Bedeutung zusammengestellt:

Reihenfolge. Ein Befundbericht soll so beschaffen sein, daß er einem späteren Leser gestattet, alles bei der Leichenöffnung Wahrgenommene gewissermaßen im Geiste mit zu schauen. Daher ist es am besten, diese Wahrnehmungen gleich in dem Augenblick, in dem sie gemacht werden, im Diktat festzuhalten. Ist das aus äußeren Gründen nicht angängig, so soll man dies, um ja nichts zu vergessen, möglichst bald nach der Obduktion und an Hand der Leichenorgane nachholen. Da wir den Befundbericht am besten gleich bei der Obduktion diktieren, ist damit auch schon die Reihenfolge gegeben, in der die Beobachtungen festgehalten werden: sie entspricht dem Gang der Obduktion und ist damit von der jeweils gewählten Obduktionstechnik abhängig. Der Erfahrene wird daher aus einem richtig verfaßten Befundbericht ohne weiteres die Methode ablesen können, nach der vorgegangen wurde.

Gliederung. Entsprechend dem Gang der Obduktion (siehe Abschn. A) gliedern wir auch den Befund, um seine Übersichtlichkeit zu gewährleisten, etwa folgendermaßen:

1. Äußere Besichtigung
2. Schädel
3. Bauch und Brustsitus

Unter Situs verstehen wir dabei bloß die Lage der Eingeweide in den einzelnen Höhlen. Da ihre Lagebeziehungen durch Herausnahme der Organe oder Organpakete aus der Leiche zerstört werden, ist es wichtig, diese vorher zu überprüfen und in Worten festzuhalten. Veränderungen an den Organen und an den Organoberflächen werden nur insoweit beim Situs zu vermerken sein, als sie Beziehungen zweier oder mehrerer Organe zueinander betreffen, wie z. B. Verwachsungen, Lage des Herzens im Brustkorb usw. Alle am

Organ selbst feststellbaren Einzelheiten werden bei der Obduktion
des betreffenden Organs beschrieben. Zu erwähnen sind ferner auch
die eventuellen Ergüsse in den einzelnen Höhlen. Da zunächst
immer die Bauchhöhle eröffnet wird, ist auch die Lage der Baucheingeweide zuerst zu beschreiben.

    4. Hals- und Brustorgane

    5. Bauchorgane

    6. Besondere Präparationen, Knochen und Knochenmark.

Vollständigkeit. Genau so wie bei der Obduktion jedes Organ
betrachtet wird, so soll auch der Befundbericht vollständig sein
und nicht bloß „wichtig" erscheinende Veränderungen vermerken.
Ist doch im gegebenen Augenblick nicht abzusehen, welche Veränderungen dereinst im Rahmen neuer Erkenntnisse einmal noch
bedeutungsvoll werden könnten. Auch Organe, an denen kein
krankhafter Befund erhoben wurde, sind daher zumindest im
Befund zu erwähnen, da sonst bei einem späteren Leser mit Recht
Zweifel darüber auftauchen könnten, ob wirklich diese Organe
betrachtet wurden. Um so mehr wird man Organe oder Höhlen, die
aus irgendeinem Grunde nicht untersucht wurden, besonders im
Befundbericht vermerken.

Telegrammstil. In den Berichten soll jedes unnötige Wort ver-
mieden werden. Daher heißt es immer, sie seien im Telegrammstil
abzufassen. Wir verstehen darunter, daß Prädikate wie: „ist",
„findet sich", „zeigt sich", „erweist sich", „erscheint" usw. weg-
gelassen werden können. So sind die Sätze: „Die Leber ist verkleinert, zeigt eine höckerige Oberfläche, ihre Beschaffenheit erweist sich als hart, auf der Schnittfläche erscheint das Parenchym
in rundlichen Inseln angeordnet" ohne weiteres zu verkürzen in:
„Die Leber verkleinert, von harter Beschaffenheit, die Oberfläche
höckerig, auf der Schnittfläche das Parenchym in rundlichen Inseln
angeordnet". Man soll aber auch den Telegrammstil nicht übertreiben. Aussagen wie: „Große Schilddrüse mit honigartig glänzen-
der Schnittfläche" stellen keinen durch Weglassung des Prädikats
verkürzten Satz mehr dar, sondern sind Etiketten! Wir sagen also
besser: „Die Schilddrüse vergrößert, die Schnittfläche honigartig
glänzend" — wobei wir immer noch in Gedanken ergänzen können
„erscheint" oder „ist"!

Obduktionstechnik und Befund. Die Fälle, in denen man durch
ein Zeitwort einen Vorgang ausdrücken muß, werden im allge-

meinen selten sein, denn der einzige Vorgang, der sich bei der Leichenöffnung abspielt, ist die Leichenöffnung selbst. Die Beschreibung der einzelnen Verrichtungen gehört in der Regel nicht in den Befundbericht, so daß also Sätze: „Nunmehr wird die Lunge am Hilus abgetrennt" auch in der Verkürzung „Nach Abtrennung der Lunge am Hilus . . ." überflüssig sind. Nur dann, wenn infolge der besonderen Lage der Verhältnisse vom üblichen, in jeder Sektionsanweisung nachzulesenden Gang der Obduktion abgewichen wird, empfiehlt es sich manchmal, die besondere Art des Vorgehens zu vermerken und zu begründen, z. B.: „Die Dünndarmschlingen durch bindegewebige Verwachsungen miteinander verbacken, so daß sie ohne Zerreißung ihrer Wand nicht voneinander zu lösen sind. Daher wird ein Messerschnitt durch das ganze Konvolut angelegt."

Zustände und Vorgänge. Wir müssen es auch vermeiden, beobachtete Zustände als Vorgänge zu beschreiben. Der im Augenblick der Leichenöffnung zu erhebende Befund stellt natürlich nur ein durch den Eintritt des Todes fixiertes Augenblicksbild in einer Kette von Veränderungen dar, die wir manchmal auf Grund unserer Kenntnisse leicht erschließen können. Wenn wir aber bloß das ausdrücken sollen, was wir wirklich sehen, dann dürfen wir z. B. nur sagen: „Am Grund des Geschwürs die eröffnete Lichtung einer kleinen Arterie", und nicht: „Das Geschwür hat an seinem Grund eine Arterie arrodiert."

Genauigkeit. Wir haben zu trachten, bei der Beschreibung die größte Genauigkeit walten zu lassen. „Groß" und „klein" sind ganz unbestimmte Begriffe, die eine richtige Bedeutung erst dann bekommen, wenn wir sie stillschweigend auf bekannte (normale) Größenwerte beziehen. Nun gibt es aber sehr viele Veränderungen, für die keine normalen Vergleichsobjekte zur Verfügung stehen. In diesen Fällen ist der Bezeichnung „groß" oder „klein" durch Vergleich mit bekannten Dingen erst ein bestimmter Inhalt zu geben. Eine Aussage wie: „Im Myometrium zwei kleinere und ein größerer Knoten" ist ganz unzureichend. Es müßte vielmehr heißen: „Im Myometrium zwei kirschgroße und ein apfelgroßer Knoten." Da aber auch die Größe von Kirschen und Äpfeln schwankt, ist es, wenn man wirklich genau sein will, immer am besten, zahlenmäßige Angaben zu machen. Also etwa: „Im Myometrium zwei Knoten von je 1,5 cm und einer von 8 cm

Durchmesser." Allerdings wird man nicht immer und überall den Maßstab anlegen wollen oder können. Dann erweist sich der Vergleich mit Objekten von allgemein bekannter Größe (siehe oben die Kirsche und der Apfel) als das Vorteilhafteste. Man achte nur immer darauf, daß man zur Bezeichnung von Flächenausdehnungen auch wirklich zweidimensionale oder besser flache Gebilde, zur Bezeichnung von Rauminhalten dreidimensionale Gebilde heranzieht. Ein Geschwür ist linsengroß und nicht erbsengroß, während ein Geschwulstknötchen erbsen- und nicht linsengroß ist. Zur Auswahl seien einige Beziehungsobjekte für beide Betrachtungsarten angegeben.

Körper:		Flächen:
Mohnkorn	Pflaume, Dattel	Linse
Stecknadelkopf	Taubenei, Hühnerei	Münzen verschiede-
Hirsekorn	Mandarine, Apfel	nen Wertes:
Erbse, Reiskorn	Mannsfaust,	Vom 5 Pf.-Stück bis
Kirschkern	Kindskopf, Manns-	zum 5-Markstück,
Kirsche, Pflaumenkern	kopf	Kinderhandteller,
		Handteller.

Vergleiche. Überhaupt kann man sich exakte Beschreibung oft dadurch erleichtern, daß Vergleiche mit allgemein bekannten Gegenständen oder Vorgängen herangezogen werden. Viele derartige Vergleiche haben sich, seitdem sie einmal zur Kennzeichnung eines Befundes benützt wurden, so eingebürgert, daß die Nennung des Vergleiches schon fast gleichbedeutend mit einer Diagnose geworden ist (z. B. baumrindenartige Beschaffenheit der Aortenintima — Mesaortitis).

Keine Diagnosen, statt Beschreibung! Bei der ganz verschiedenen Bedeutung, die wir dem Befundbericht und der deutenden Diagnose zumessen, ist es klar, daß wir einerseits trachten müssen, in den Befundbericht keine Diagnose und in die Diagnose keine Beschreibung einfließen zu lassen. Die Versuchung liegt immer nahe, z. B. statt der Beschreibung der gestauten Milz: „Die Milz kaum vergrößert, auf der Schnittfläche blaurot, die Trabekel deutlich sichtbar, die Konsistenz ausgesprochen hart" einfach zu schreiben: „Die Milz chronisch gestaut."

Keine histologischen Befunde vorwegnehmen! Ebensowenig ist es statthaft, das Ergebnis der histologischen Untersuchung in irgendeiner Form vorwegzunehmen. Wenn wir bei der Leichenöffnung eine vergrößerte, teigig weiche, gleichmäßig gelbe Leber finden, wissen wir zwar aus unserer mit dem Mikroskop gewonnenen Erfahrung, daß es sich um eine Leberverfettung handelt, das berechtigt uns aber nicht, die oben gegebene Beschreibung durch die Worte „die Leber verfettet" zu ersetzen.

„Normal", *„ohne krankhaften Befund"*, *„o. B."*. In einem genauen Befundbericht ist jedes Organ nach allen Richtungen zu beschreiben. Nun kommt es aber sehr häufig vor, daß eine ganze Reihe von Organen kaum oder überhaupt nicht von der Norm abweicht. Es ist natürlich ermüdend und bei einer größeren Obduktionszahl auch zeitraubend, bei allen diesen Organen immer wieder die Beschreibung eines normalen Organs wiederzugeben, die so schließlich zu einer Art von stereotyper Formel herabsinken würde. Für solche Fälle mag dem geübteren Betrachter der Ausweg erlaubt sein, diese Beschreibung durch Worte: „Ohne krankhaften Befund", oder „nicht von dem gewöhnlichen Befund" bzw. „nicht von der Norm abweichend" zu ersetzen. Wir billigen diese Freiheit allerdings nur dem Geübten zu, der Anfänger muß es sich zur Regel machen, zunächst alles zu beschreiben und wird erst dann vom Geübten auf die Abweichungen von der Norm aufmerksam gemacht werden.

Negative Feststellungen. Manchmal ist es wichtig, nicht bloß festzustellen, daß gewisse Veränderungen in einem Organ vorhanden sind, sondern was gelegentlich noch schwerer ist — zu erkennen, daß andere fehlen. Das ist besonders dann der Fall, wenn in der klinischen Diagnose eine Krankheit erwähnt wird, deren Vorhandensein wir bei der Leichenöffnung nicht feststellen können. Hat z. B. die klinische Diagnose: „Magengeschwür" gelautet und wir finden eine normale glatte Schleimhaut, so könnte vielleicht der einfache Befund: „Die Magenschleimhaut graurot, glatt", den Verdacht erwecken, daß der Obduzent doch vielleicht ein Geschwür übersehen habe, weil er nicht besonders darauf achtete. In solchen Fällen ist es gut, hinzuzufügen: „nirgends ein geschwüriger Zerfall feststellbar". Ebenso sagt uns der Satz: „an den Beinen keine erweiterten Venen, keine Schwellungen", daß der Obduzent besonders auf eventuelles Vorhandensein von Varicen und Ödemen geachtet hat. Man darf aber auf der anderen Seite diese negativen Feststellungen nicht übertreiben, sonst könnte man bei jedem

Organ eine unabsehbare Liste von Veränderungen aufführen, die nicht vorhanden sind, wie: „die Leberoberfläche glatt, nicht gehöckert, nicht gefurcht, nicht belegt, nicht verwachsen usw. usw.".

Farben. In den Befundberichten sollen diejenigen Eindrücke möglichst objektiv niedergelegt sein, die uns unsere Sinne bei der Leichenöffnung vermitteln. Unter diesen Sinneseindrücken stehen natürlich diejenigen des Auges obenan. Eine Schwierigkeit besteht meist in der richtigen Bezeichnung der Farben. Wir haben es selbstverständlich nie mit reinen Spektralfarben zu tun, sondern mit Farbmischungen, so daß man ohne Bezeichnungen wie graurot, blaugrün usw. nicht auskommt. Man sollte aber hier nichts übertreiben. Drei Farben nebeneinander genannt, ergeben dem Leser keine anschauliche Vorstellung mehr (z. B. gelb-braunrot). Man soll daher grundsätzlich immer versuchen, zwei Grundfarben als wesentliche zu erfassen und falls man unbedingt nicht anders auskommen kann, eine dritte, vielleicht andeutungsweise vorhandene Farbtönung besonders erwähnen, z. B. „mit einem Stich ins . . .". Auf der anderen Seite muß betont werden, daß man sich die Sache auch nicht zu einfach machen soll, indem man bloß von hell und dunkel redet. Hell und dunkel sind keine Farben, sondern drücken nur die Intensität einer noch näher zu bezeichnenden Farbe aus, so daß also die Beschreibung, ein Organ sei hell oder dunkel, hinsichtlich der Farbe gar nichts aussagt.

Unter den Mischfarben, in denen uns die Organe erscheinen, wird ein Farbton so gut wie nie fehlen, nämlich das auf den Blutgehalt zurückgehende Rot. Der Anfänger wird daher in alle seine Farbbeschreibungen die rote Farbe stets mit einem gewissen Recht aufnehmen. Der Erfahrene neigt hingegen dazu, die ihm an allen Organen geläufige rote Farbtönung zu übersehen zugunsten derjenigen Farben, die außerdem noch vorhanden sind und auf die Eigenfarbe der Parenchyme zurückgehen, weil er aus ihnen auf die Veränderungen im Parenchym selbst Rückschlüsse zieht. Für ihn steckt das „Rot" des Blutes schon in der Farbbezeichnung „Braun", das ja eigentlich selbst eine Mischfarbe von rot und gelb ist. Übrigens läßt sich oft genug ein gewissermaßen aus der Entfernung wahrgenommener, schwer zu beschreibender Farbeindruck dann besser wiedergeben, wenn man näher rückt und erkennt, daß das betreffende Organ nicht überall gleichmäßig gefärbt ist, sondern mehr oder minder regelmäßig verteilte Gebiete verschiedenen Farbwertes enthält.

Geruch. Geruchsempfindungen werden wir verhältnismäßig selten wahrnehmen und in der Beschreibung festzuhalten haben, sie sind allerdings sehr kennzeichnend und man sollte sich schon möglichst früh die Gerüche einprägen, die oft genug zunächst der einzige Hinweis auf eine bestimmte Grundkrankheit sind: aromatischer Obstgeruch bzw. Acetongeruch (diabetisches Koma), stechender ammoniakalischer Geruch der Schleimhäute (Urämie) usw. Man hüte sich aber einen urinösen Geruch der Niere als eine besondere krankhafte Abweichung anzusehen, denn jede Niere riecht mehr oder minder nach dem Harn, den sie produziert. Stinkender Jauchegeruch ist kennzeichnend für die durch Fäulniserreger hervorgerufene Eiweißzersetzung, die Gangrän.

Konsistenz. Schließlich sei noch der Tastsinn erwähnt. Neben dem Auge ist es der wichtigste Sinn, da er nicht wie das Auge an der Oberfläche sich erschöpft, sondern auch tieferliegende Veränderungen zu erfassen imstande ist, die man dann erst dem Auge zugänglich machen muß. Der Anfänger neigt gewöhnlich dazu, sich mehr auf seinen Tastsinn zu verlassen als auf sein Auge und scheint oft zu glauben, daß man die richtige Deutung aus einem Organ geradezu herausdrücken könne. Nichts ist aber so sehr zu verurteilen, als das sinn- und ziellose Zerquetschen der Organe zwischen den Fingern. Auch der Tastsinn will mit Überlegung angewendet werden, denn die Konsistenz eines Organs ist oft ein wichtiger Wegweiser zur richtigen Deutung. Da uns zur Beschreibung der Tastempfindungen nur wenige Worte zur Verfügung stehen, wird man hier besonders auf verdeutlichende Vergleiche angewiesen sein.

Geschmack. Der Geschmackssinn spielt heute begreiflicherweise keine Rolle mehr bei den Leichenöffnungsbefunden. Früher mußten Ärzte allerdings feststellen, ob der Harn süßlich oder geschmacklos sei, um einen Diabetes mellitus von einem Diabetes insipidus zu unterscheiden. Dieser Art von Diagnostik sind wir Gott sei Dank überhoben.

Stil. Dem Anfänger wird auch dann, wenn er stilistisch recht gewandt ist, die Beschreibung von Organen und deren krankhaften Veränderungen schwer fallen, weil ihm zunächst nicht genügend passende Worte zur Verfügung stehen. Erst mit der Zeit stellt sich

4*

ein gewisser Wortschatz ein, dessen regelmäßige Anwendung allerdings die Gefahr mit sich bringt, daß manche Wortzusammenstellungen stereotyp, d. h. mehr oder minder gedankenlos gebraucht werden. Für den Anfang sei auf die im Anhang wiedergegebenen Befunde verwiesen.

Histologische Befunde. Die histologischen Organbefunde werden in ähnlicher Weise abgefaßt, wie die eben besprochenen makroskopischen: eine im Telegrammstil abgefaßte Beschreibung sucht die Besonderheiten des mikroskopischen Bildes, in erster Linie seine Abweichungen von der Norm festzuhalten. Zum Unterschied von der makroskopischen Beschreibung endet aber der mikroskopische Befund eines Organs stets mit einer Organdiagnose, wie z. B. ,,Leberverfettung'' oder ,,Frischer Herzmuskelinfarkt'' usw. Wie man zu solchen histologischen Diagnosen gelangt, wird im pathologischhistologischen Kurs gelehrt — fällt also aus dem Rahmen dieses Büchleins. Uns interessiert hier bloß, daß solche Organdiagnosen der abschließenden Diagnose eines ganzen obduzierten Falles zugrunde liegen, wie im nächsten Abschnitt auszuführen sein wird.

II. Organbeschreibung

1. Allgemeines

Auch bei der Beschreibung eines einzelnen Organs haben wir eine gewisse Reihenfolge einzuhalten.

Betrachtung des Organs von außen: Größe, Form und Oberfläche. Bei der Bestimmung der *Größe und Form* muß uns die Erfahrung aus der normalen Anatomie zu Hilfe kommen, um etwaige Abweichungen sicher zu erkennen. Der Geübte trägt das Erinnerungsbild des normalen Organs, aus vielfältiger Erfahrung gewonnen, geistig als Maßstab in sich. Will man genau sein, so kann man die Größe und Form in Zahlen festlegen und das Gewicht, sowie die einzelnen Durchmesser bestimmen, um sie mit den Normalzahlen zu vergleichen. Das ist um so wichtiger, als ja die Größe und oft auch die Form der Organe sich entsprechend den Lebensaltern stark verändert.

Die *Oberfläche* vieler Organe ist mit einem Serosaüberzug versehen, der genau betrachtet werden muß. Eine normale Serosa besteht aus einem ganz dünnen bindegewebigen Häutchen, das von platten Serosadeckzellen überzogen ist. Diese Zellen schließen fast

fugenlos aneinander, vergleichbar etwa den Kacheln eines Bade-
zimmers. Ebenso wie eine gekachelte Wand wird auch eine von
Serosa bekleidete Oberfläche vollkommen glatt erscheinen und
glänzen. Während aber andere Organe (und nicht gekachelte
Wände) nur glänzen, wenn sie feucht, d. h. von einer dünnen
Wasserschicht überzogen sind, glänzen die serosabedeckten Ober-
flächen (und gekachelten Wände) auch dann, wenn wir jede Spur
von Flüssigkeit mit dem Messerrücken (oder einem Tuch) abgestreift haben. Da die Serosadeckzellen ebenso wie das unter ihnen
liegende bindegewebige Häutchen sehr dünn sind, kann man durch
sie hindurch Farbe und Zeichnung des betreffenden Organs erkennen. Die normale Serosa ist also nicht bloß glatt und glänzend,
sondern auch durchscheinend. Unter krankhaften Umständen kann
sie dagegen rauh und trübe erscheinen. Das ist besonders dann der
Fall, wenn die Serosa von Fibrinbelägen bedeckt ist, deren Alter
wir dadurch bestimmen können, daß wir sie zu entfernen suchen:
frische *Fibrinbeläge* lassen sich leicht entweder mit der Pinzette
abziehen oder mit dem Messer abschaben, wobei dann die unter-
liegende glatte Serosa zum Vorschein kommt; alte Fibrinbeläge,
die bereits von der Unterlage her durch ein Granulationsgewebe
organisiert werden, lassen sich nicht mehr so leicht entfernen —
beim Versuch, sie abzuschaben, werden die Kapillaren des Granu-
lationsgewebes eingerissen, so daß nicht die glatte Serosa, sondern
eine rauhe, von Blutpunkten durchsetzte Oberfläche zum Vorschein kommt. Nicht von Serosa überzogene Organoberflächen, wie
etwa die der entkapselten Niere, können glatt sein, sie glänzen aber
nur, wenn sie befeuchtet sind.

Schnittfläche: Farbe, Zeichnung, Gewebssaft. Auf der Schnittfläche haben wir *Farbe und Zeichnung* des betreffenden Organs festzustellen. Bei blutreichen Organen empfiehlt es sich, das aus den
angeschnittenen Gefäßen die Schnittfläche überströmende Blut
durch Wasser abzuspülen, um zu einem richtigen Urteil gelangen zu
können. Hinsichtlich der Beschreibung der Farbtöne sei auf das
oben Gesagte verwiesen. Auf die Zeichnung bzw. die feinere Beschaffenheit der Schnittfläche jedes einzelnen Organs soll später
noch eingegangen werden.

Von der Schnittfläche können wir bei vielen Organen einen
kennzeichnenden *Gewebssaft* abstreifen. Dazu legen wir ein Messer
so auf die Schnittfläche, daß es diese mit der Schneide berührt und

mit ihr einen spitzen Winkel bildet. Nun ziehen wir das Messer mit leichtem Druck über die Schnittfläche, wobei der Rücken vorausgeht. In dem spitzen Winkel zwischen Schnittfläche und dem aufgesetzten Messer sammelt sich verschiedenes Material an, wie Flüssigkeit und Zellen, die durch den leichten Druck aus dem Organ ausgepreßt, bzw. abgestreift wurden. Ein häufig gemachter Fehler besteht darin, daß das Messer nicht wie oben beschrieben, sondern mit der Schneide voraus über die Schnittfläche gezogen wird. Dann tritt eine schabende Wirkung ein, etwa wie beim Rasieren. Der so erzielte Saft ist für diagnostische Zwecke nicht brauchbar.

Konsistenz. Dann wird noch die Kosistenz eines Organs geprüft, indem man das Organ zwischen den Fingern drückt oder es zu zerreißen versucht.

Bei *Hohlorganen* ist außerdem immer noch auf Weite, Wand und Inhalt Bedacht zu nehmen.

Dies trifft auch für alle aus krankhaften Ursachen entstandenen *Hohlräume* (Cysten, Blasen, durch Gewebszerfall entstandene Hohlräume) im Körper zu. Wir haben an ihnen stets Größe und Form, daneben aber Beschaffenheit der Wand und des Inhaltes zu beachten.

Bei jedem Substanzverlust der Haut und Schleimhäute bzw. *Geschwüren* ist wiederum Größe und Form, aber außerdem noch Rand und Grund besonders zu beachten und zu beschreiben.

2. Einzelne Organe

Nach diesen allgemeinen Vorbemerkungen wollen wir die Beschreibung einzelner Organe im gesunden Zustand durchgehen, wobei sich Gelegenheit bieten wird, auf einige einfache krankhafte Veränderungen hinzuweisen.

Leber: *Betrachtung von außen.* Die normale *Größe* der erwachsenen Leber können wir mit dem Auge bei einiger Übung gut abschätzen und uns eventuell durch Wägung den Eindruck bestätigen lassen. Abweichungen von der normalen Größe sollen wir eigentlich nur dann vermerken, wenn sie auffällig in die Augen springen, da kleinere Schwankungen leicht individuell bedingt sein können. Als Hilfsmittel bei der Beurteilung von Größenabweichungen können uns einige kleine Zeichen dienen: der untere Rand des linken Leberlappens ist bei Vergrößerungen meist stumpf, bei Verkleinerungen zugespitzt; außerdem wird die verkleinerte Leber von einer leicht gerunzelten Kapsel überzogen, so als ob sie nach Schwund des von ihr umhüllten Parenchyms für das Organ zu groß geworden wäre.

Gewisse *Form*abweichungen sind sehr kennzeichnend, wie z. B. die in verschiedener Richtung verlaufenden Furchen.

Die *Oberfläche* der Leber ist glatt und zum größten Teil von Serosa überzogen.

Schnittfläche. Auf der Schnittfläche erkennen wir die normale rotbraune *Farbe* des Leberparenchyms.

Eine *Zeichnung* ist normalerweise nicht zu erkennen, wohl aber kann man die großen Gefäße und Äste der Venae hepaticae von denen der Vena portae unterscheiden, da letztere immer von Bindegewebe und auch Gallengangsästen begleitet sind. Den Aufbau der Leber aus einzelnen Läppchen (Acini) erkennen wir nur dann, wenn durch Einlagerung verschiedener Stoffe die Färbung der Acinuszentren, d. h. der um die Vena centralis gelegenen Läppchenanteile eine andere ist, als die der Acinusperipherie. Dann erscheinen die Acinuszentren als rundliche Fleckchen, die die Lücken eines von den acinusperipheren Anteilen gebildeten Netzwerkes ausfüllen. Unter gewissen Umständen kann es allerdings zu einer Umkehrung dieser Zeichnung kommen: wenn die Veränderung der Acinuszentren sich immer mehr ausbreitet, dann stoßen die einzelnen bisher durch das Netzwerk getrennten Acinuszentren unter Durchbrechung dieses Netzwerkes aneinander und bilden ihrerseits ein Netzwerk, in dem jetzt die acinusperipheren Anteile oder, besser gesagt, die um die periportalen Felder gelegenen Leberbezirke wie rundliche Inseln eingeschlossen sind.

Von der Schnittfläche der normalen Leber läßt sich höchstens etwas blutige Flüssigkeit *abstreifen.*

Die *Konsistenz* der Leber ist normalerweise fest.

Milz: *Betrachtung von außen.* Da die *Größe* der Milz bei ein und demselben Individuum je nach der Tätigkeit in weiten Grenzen schwankt, müssen wir bei Feststellung von Größenabweichungen besonders vorsichtig sein. Stark verkleinerte Milzen haben meist eine gerunzelte, vergrößerte eine straff gespannte Kapsel.

Die *Form* der normalen Milz ist bekannt. Wir haben hauptsächlich auf Einziehungen der Oberfläche zu achten. Wichtig ist es zu wissen, daß die Einziehungen des vorderen Randes, des Margo crenatus, schon normalerweise sehr weitgehend verschieden sein können: das eine Mal eben angedeutet, das andere Mal sehr tief einschneidend.

Die *Oberfläche* der Milz ist von Serosa überzogen, durch die die Kapsel und das darunter liegende Milzparenchym in graurötlicher Farbe durchscheinen.

Schnittfläche. Die *Farbe* der Milzschnittfläche ist immer durch den starken Blutgehalt der Pulpa bedingt und somit manchmal heller, manchmal dunkler rötlich. Sind die Zellen in den Pulpasträngen vermehrt, dann erhält das Rot einen grauen Ton und wird zum Graurot.

Die *Zeichnung* der Milzschnittfläche ist sehr kennzeichnend. Einerseits treten scharf begrenzte verzweigte weißliche Stränge und Streifen hervor, die in die Kapsel einstrahlen — das trabeculäre Gerüst. Außerdem heben sich aber von der roten Pulpa rundliche, oft kaum hirsekorngroße Gebilde ab, die zum Unterschied von den Trabekeln keine scharfe Begrenzung besitzen — die Malpighischen Körperchen (Milzfollikel).

Von der *Schnittfläche* läßt sich schon normalerweise nicht bloß Blut, sondern immer auch etwas Gewebe, nämlich der zellige Inhalt der Pulpastränge mit *abstreifen.* Unter krankhaften Umständen ist der Saft verändert, entweder spärlich oder rein blutig (Stauungsmilz) oder geradezu ein dicker Brei (akute Milzschwellung).

Die *Konsistenz* der Milz ist weich.

Lunge: *Betrachtung von außen.* Die *Größe* der Lunge im lebenden Körper entspricht genau der Größe des ihr zur Entfaltung zur Verfügung stehenden Pleuraraumes, ist also eigentlich ziemlich konstant. Diese Lungengröße können wir aber nicht beurteilen, weil mit der Eröffnung der Brusthöhle bei der Obduktion Luft in den Pleuraspalt hineingelangt und damit der „negative Druck" wegfällt, der die Lungenoberfläche in engem Kontakt mit der visceralen Pleura erhält. Das Lungengewebe paßt sich sofort dem neuen Gleichgewichtszustand an, die Spannung, unter der das elastische Gerüst bis dahin gestanden hat, fällt weg; die elastischen Fasern ziehen sich zusammen, so daß das ganze Organ immer etwas kleiner erscheint, als es zu der Zeit war, in der es die Pleurahöhle noch vollkommen ausfüllen mußte.

Wenn uns die Lunge *vergrößert* erscheint, so handelt es sich in den meisten Fällen nur darum, daß aus irgend einem Grunde jene

Zusammenziehung (Verkleinerung) nicht erfolgen konnte. Das ist einmal dann der Fall, wenn die Alveolärräume von einer Masse erfüllt sind, die ein noch so geringes Zusammenfallen der Alveolen dadurch unmöglich macht, daß sie die Alveolarwände ausgespannt hält. Solche Verhältnisse liegen z. B. bei der Pneumonie vor, bei der die Alveolen von Exsudatpfröpfen ausgefüllt sind. Daher wird ein pneumonisch veränderter Lungenlappen im Gegensatz zu dem nicht pneumonischen lufthaltigen und daher zusammenfallenden Lappen immer größer und voluminöser erscheinen. Da in den Alveolarräumen die Luft durch festere Massen ersetzt ist, wird gleichzeitig die Konsistenz sich ändern, fester, leberähnlich werden (Hepatisation). Eine andere Ursache, warum eine Lunge bei Eröffnung des Thorax nicht zusammenfällt und daher gegenüber der Norm groß erscheinen muß, liegt in einer Veränderung des elastischen Fasergerüstes selbst. Beim Lungenemphysem z. B. ist es verringert und hat auch seine Elastitizät wenigstens zum Teil eingebüßt, so daß es jene Zusammenziehung nicht mehr bewerkstelligen kann. Beim Eröffnen des Thorax bleibt dann die Lunge mehr oder minder so stehen, wie sie im Leben die Pleurahöhle erfüllte. Erst wenn wir sie anfassen und mit ihr manipulieren, pressen wir langsam mehr und mehr Luft aus ihr heraus, so daß sie kleiner wird und sich der „normalen" Größe nähert. Lungenvergrößerungen dieser Art, wie wir sie beim Emphysem finden, sind durch den erhöhten Luftgehalt leicht von den durch Hepatisation bedingten, also luftleeren Lungen zu unterscheiden.

Verkleinerungen der Lunge gehen meist auf ein vollständiges Zusammenfallen der Alveolarwände zurück, so daß die Lichtungen also keine Luft mehr enthalten, atelektatisch werden. Als Beispiel sei auf die sogenannte Kompressionsatelektase verwiesen, bei der im Pleuraraum befindliche Massen (Flüssigkeit, Tumoren, Luft) die Luft aus den Lungen auspressen und so die Lungen verkleinern. Eine auffällige Verkleinerung der Lunge kann noch einen anderen Grund haben: Wenn im Rahmen einer Atrophie das Gewebe der Lunge schwindet, kann sie nicht wie jedes andere Organ das dem verminderten Parenchym entsprechende verkleinerte Volumen einnehmen (schrumpfen), sondern bleibt durch den „negativen Druck" im Pleuraraum in ihrer ursprünglichen Größe ausgespannt. Bei der Obduktion und Eröffnung der Pleurahöhle fällt dieser Zwang weg, so daß die Lunge den ihrer wirklichen Substanz etwa entsprechenden Raum einnimmt und daher stark verkleinert und schlaff scheint (seniles Emphysem).

Was hinsichtlich der Vergrößerung und Verkleinerung ganzer Lungenflügel oder Lappen auseinandergesetzt wurde, kann auch für einzelne umschriebene Gebiete der Lunge, z. B. Lungenbasis, Lungenränder oder Lungenläppchen zutreffen. Dadurch wird dann natürlich die Form der Lunge oder der einzelnen Lungenlappen wesentlich beeinflußt.

Im übrigen ist die *Form* der Lunge durch den Umstand bedingt, daß sie in einzelne mehr oder minder weitgehend voneinander getrennte Lappen zerfällt. Wir haben auch auf abnorme Lappen oder zu wenig ausgesprochene Absetzung einzelner Lappen zu achten.

Die *Oberfläche* der Lunge ist von Serosa überzogen, d. h. sie erscheint normalerweise glatt, glänzend und durchscheinend.

Schnittfläche. Die *Farbe* der normalen Lunge ist durch drei Komponenten bestimmt: das Rot des Blutes, das Grauweiß ihres Bindegewebsgerüstes und durch das Schwarz des Kohlegehaltes. Je nach den Umständen kann die eine oder andere Komponente überwiegen oder ganz fehlen: die Lunge des Neugeborenen, die des Kohlepigmentes ermangelt, hat daher eine rosarote Farbe; in der Lunge des alten Großstädters überwiegt die Farbe der Kohle.

Die *Zeichnung* der Lungenschnittfläche ist unter normalen Umständen eine feinnetzige. Die Alveolen sind als solche mit freiem Auge nicht zu erkennen, wohl aber kann man die Verzweigung der Bronchien und großen Gefäße leicht ausmachen.

Von der Schnittfläche läßt sich schon unter normalen Umständen ein blutiger *Saft* abstreifen, dem aus den Alveolen Luftbläschen beigemengt sind.

Konsistenz. Die Konsistenz der Lunge ist insofern eigentümlich, als sie nicht aus kompaktem Gewebe besteht, sondern zahllose kleinste luftgefüllte Hohlräume enthält. Läßt man ein Stück normalen Lungenparenchyms zwischen den Spitzen zweier Finger durchgleiten, so kann man sehr gut das Knistern der einzelnen Luftbläschen verspüren. Dieses ist uns also ein sicheres Zeichen, daß die Lungenalveolen noch Luft enthalten. Es fehlt dann, wenn die Alveolen mit fremden Massen ausgefüllt sind, wie z. B. bei der Hepatisation, oder wenn die Luft durch Druck aus der Lunge entfernt wurde, wie bei der Kompressionsatelektase. Im letzteren Falle erscheint sie dann schlaff und fleischig.

Herz: Bevor wir das Herz betrachten, müssen wir uns kurz in Erinnerung zurückrufen, daß das Herz beim Tode in Diastole stille steht. Mit Einsetzen der Totenstarre zieht es sich wieder zusammen, am stärksten natürlich die muskelkräftigen Teile, besonders die linke Kammer. Nur bei gewissen Krankheiten, die zu einer Schädigung des Herzmuskels führen, setzt die Totenstarre überhaupt nicht oder verspätet ein und führt auch dann nicht zu einer kräftigen Kontraktion. Je nachdem wie lange Zeit nach dem Tode wir das Herz betrachten und abhängig davon, ob der Herzmuskel zu einer richtigen Starrezusammenziehung noch befähigt war, wird also Größe, Form und Weite der Lichtungen schwanken.

Betrachtung von außen. Die *Größe* des normalen Herzens entspricht im allgemeinen der Faust der Leiche.

Die *Form* ist verschieden, je nachdem in welchem Alter das betreffende Individuum starb. Beim Neugeborenen überwiegt noch ganz deutlich der rechte Ventrikel, der auch die Herzspitze bildet. Im Laufe des Lebens wandeln sich dann die Verhältnisse insofern um, als der linke Ventrikel stärker an Muskelmasse zunimmt als der rechte, der also gewissermaßen zurückbleibt. Daher ist die Herzspitze beim Erwachsenen von der linken Kammer gebildet. Man kann den Anteil, den beide Herzhälften am Aufbau des Gesamtorgans nehmen, schon von außen her am Verlauf des Ramus descendens der linken Kranzschlagader erkennen, der ja etwa der Lage des Ventrikelseptums entspricht.

Die *Oberfläche* des Herzens ist von Serosa überzogen, durch die das subepikardiale Fettgewebe sichtbar ist. Beim normalen, gut genährten Menschen läßt das Fettgewebe immer einzelne Stellen frei, so daß dann hier durch die Serosa der bräunliche Herzmuskel durchscheint. Ein solches fettfreies Dreieck liegt über der Vorderwand der rechten Kammer. Ist diese Stelle klein oder fehlt sie überhaupt, so kann man eine Vermehrung des Fettgewebes annehmen (Lipomatose).

Schnittfläche. Bei der Ausführung der üblichen Herzsektion werden so zahlreiche Schnitte durch die Kammer und Vorhöfe angelegt, daß wir leicht Gelegenheit haben, Beobachtungen zu sammeln. Flachschnitte durch den Herzmuskel ergänzen das Bild.

Die *Farbe* des normalen Herzens ist braunrot.

Eine *Zeichnung* der Schnittfläche ist kaum zu beobachten, nur hie und da treten weißlich erscheinende gröbere Bindegewebszüge in Form kleinster Flecken und Streifen hervor, in denen die Verzweigungen der Kranzgefäße verlaufen. Auf den zur Eröffnung der Kammer angelegten Schnitten können wir auch die Dicke der Muskelwand abschätzen bzw. abmessen. Die Messung geschieht im Bereich der seitlichen Umgrenzung der linken Kammer und im Conus pulmonalis der rechten Kammer. Die gegen die Lichtung zu vorspringenden Trabekel werden dabei nicht mitgerechnet. Normalerweise erwarten wir in der linken Kammer einen Wert von 10—15 mm. Für die rechte einen solchen von 3—4 mm. An der rechten Kammer kann die Feststellung der Wandstärke manchmal Schwierigkeiten bereiten, da das subepikardiale Fettgewebe bei allgemeiner reichlicher Entwicklung (siehe oben) zungen- und streifenförmig in die äußeren Wandschichten hineinreicht (Fettdurchwachsung des Herzens)

Abzustreifen ist von der Schnittfläche des Herzmuskels höchstens ein blutiger Saft.

Die *Konsistenz* der Muskulatur ist im allgemeinen fest, wenn die Totenstarre eingetreten ist, und schlaff, wenn sie nicht oder unvollkommen ausgebildet ist.

Lichtung. Da es sich beim Herzen um ein Hohlorgan handelt, haben wir noch Lichtung, Wand und Inhalt der Höhlungen zu untersuchen.

Die *Weite* der Lichtungen im Herzen hängt einmal ab vom Kontraktionszustand des Herzens. Das normale, in Totenstarre zusammengezogene Herz besitzt nur eine ganz spaltförmige Lichtung der linken Kammer, während die Lichtung der rechten Kammer, da hier die Zusammenziehung niemals zur Auspressung des gesamten Blutes führt, immer etwas weiter ist. Ist das Herz aber nicht zusammengezogen, so sind die Lichtungen beider Kammern weit, die der rechten Kammer gewöhnlich weiter als die der linken.

Mit der Weite der Lichtungen hängt auch die Beschaffenheit ihrer *Wände* zusammen. In den durch starke Muskelzusammenziehung engen Lichtungen springen die Trabekel als runde Stränge stark vor, die Papillarmuskeln sind kurz, plump und an der Spitze abgerundet. In weiten Lichtungen sind die Trabekel abgeplattet, die Papillarmuskel lang ausgezogen und spitz zulaufend.

Als *Inhalt* der Herzhöhlen findet sich entweder flüssiges Blut, z. B. beim zentralen Tod, oder Leichengerinnsel. Diese umschlingen manchmal die einzelnen Trabekeln und verfilzen sich derart mit ihnen, daß sie ganz fest zu haften scheinen und zu unrecht für festhaftende wandständige Thromben gehalten werden.

Aufmerksamkeit beansprucht schließlich noch das Verhalten der Herzohren, der Klappen und der Kranzschlagadern.

In den *Herzohren* fahnden wir gewöhnlich nach wandständigen Thromben.

Die *Klappen* stellen in der Jugend und auf der Höhe des Lebens dünne, fast durchsichtige Häutchen dar. Im Alter finden sich häufig bindegewebige Verdickungen der Klappenränder besonders an den Zipfelklappen (senile Klappenverdickung). Da die Sehnenfäden in solche Klappen immer noch fächerförmig einstrahlen, können wir sie leicht von den nach einer Endokarditis verdickten Klappen unterscheiden, bei denen auch die Sehnenfäden verwachsen sind und plump in die Klappen übergehen.

An den *Kranzschlagadern* ist hauptsächlich die Intima der Sitz von Veränderungen (Verfettung und Verkalkung).

Niere: Um die Niere der Betrachtung zugänglich zu machen, ziehen wir ihre Kapsel ab und beachten dabei, ob dies leicht oder schwer gelingt. Ist die *Kapsel* schwer abzustreifen, so heißt dies mit anderen Worten, daß das Parenchym fester an ihr haftet; an ihrer Innenfläche bleiben dann kleine Parenchymreste hängen, die an der Nierenoberfläche entsprechende kleinste Substanzverluste zurücklassen.

Betrachtung von außen. Die *Größe* der normalen Niere ist durch die in geringen Grenzen schwankenden Gewichtszahlen festgelegt. Merkliche Verkleinerungen der Niere fassen wir unter der Bezeichnung „Schrumpfniere" zusammen.

Die kindliche Niere weist an der *Oberfläche* ziemlich tiefe Furchen auf, die einzelne, den Renculi entsprechende Parenchymgebiete voneinander abgrenzen. Diese Furchen verflachen während des späteren Lebens, bleiben aber mitunter noch deutlich als strichförmige Einziehungen erkennbar. Im übrigen ist die Oberfläche der normalen abgekapselten Niere glatt. Kleinste Unebenheiten können durch das Abreißen von Parenchymstücken beim Entfernen der Kapsel entstehen (siehe oben). Die Oberfläche glänzt, da sie nicht von Serosa überzogen ist, nur dann, wenn sie angefeuchtet ist. Man kann an ihr bei starker Blutfüllung feinste sternförmig verzweigte Venen erkennen, die Venae stellatae. Manchmal ist auch nur die Mitte des Sterns bluthaltig, so daß ein kleinster Blutpunkt entsteht, der leicht Veranlassung zu Verwechslungen mit ähnlich aussehenden Blutaustritten (z. B. bei Glomerulonephritis) geben kann.

Gröbere Abweichungen von der bekannten *Form* der Niere können durch die verschiedensten krankhaften Veränderungen erzeugt sein. Auf eine Mißbildung geht die sogenannte Kuchenniere zurück, bei der der Hilus nicht seitlich, sondern mehr in der Mitte des ganzen Parenchyms an der Vorderfläche sitzt.

Schnittfläche. Die *Farbe* der normalen Niere ist braunrot, und zwar sind Rinde und Mark ziemlich gleichmäßig gefärbt.

Wir erkennen ihre *Zeichnung* auf der Schnittfläche sehr leicht. Die Dicke der Rinde messen wir zwischen Nierenoberfläche und der Basis einer Markpyramide. Sie soll etwa 4—5 mm betragen. Nur selten gelingt es, die Glomeruli mit freiem Auge zu erkennen, und zwar hauptsächlich dann, wenn sie durch irgendeinen krankhaften Vorgang verändert, bzw. vergrößert sind (akute Glomerulitis). Dann sieht man bei schräger Betrachtung der Schnittfläche die Glomeruli wie feinste Körnchen vorspringen, so, als wäre die Schnittfläche der Rinde mit Gries bestreut. Weiter ist auf die an der Rindenmarkgrenze durchschnittenen Arteriae arcuatae zu achten, welche manchmal eine auffällig verdickte Wand haben und über die Schnittfläche hervorstehen (z. B. bei Hypertonie).

Die *Konsistenz* der Niere ist normalerweise eine ziemlich feste.

Man versäume nie bei der Betrachtung und Beschreibung der Nierenschnittfläche auch die Menge ·des *Hilusfettgewebes* zu beachten, das dann, wenn das Parenchym vermindert, bzw. geschrumpft ist, deutlich vermehrt erscheint (Fettgewebswucherung ex vacuo). Auch die Schleimhaut und Weite des *Nierenbeckens* ist auf der Schnittfläche zu überblicken. Manchmal enhält es trüben Harn, der leicht für eitrig angesehen wird. Es handelt sich aber in den meisten Fällen um eine Beimischung abgeschilferter Epithelien oder infolge Abkühlung des Körpers bzw. des Harns ausgefallene Harnsalze.

Gehirn : *Betrachtung von außen.* Die *Größe* des Gehirns ist ziemlich konstant und im Vergleich zu anderen Organen nur geringen Schwankungen unterworfen. Trotzdem sind wir aber imstande, Vergrößerungen und Verkleinerungen leicht an einigen besonderen Zeichen abzulesen. Eine Vergrößerung des Gehirns, die man gewöhnlich als Hirnschwellung bezeichnet, kann bestenfalls so weit

gehen, als es die knöcherne Schädeldecke zuläßt, d. h. mit anderen
Worten, die Hirnsubstanz nimmt dann zusätzlich denjenigen
Raum ein, der sonst von Flüssigkeit erfüllt ist, indem es diese aus
dem Subdural- und Subarachnoidalraum wegpreßt. Die Windungen
füllen dabei den Subarachnoidalraum völlig aus, so daß die
Furchen des Gehirns fast verstrichen und die sonst abgerundeten
Kuppen der Windungen abgeplattet sind. Schließlich weicht das
Kleinhirn unter diesen Umständen in das Foramen occipitale aus
und bildet entlang des verlängerten Markes einen sogenannten
Druckconus. Eine solche Vergrößerung des Gehirns tritt bei allen
Zuständen auf, bei denen irgend ein neuer Bestandteil krank-
hafterweise in den knochenumgrenzten Schädelinnenraum ein-
gelagert ist. Bei Verkleinerung (z. B. Atrophie) des Gehirns ist
das Gegenteil der Fall: die Windungen sind verschmälert und
springen dadurch besonders deutlich vor, die Furchen erscheinen
verbreitert.

Grobe Abweichungen der *Form* kommen nur selten außen am
Gehirn zur Beobachtung. Hauptsächlich handelt es sich um Veränderungen einzelner Windungen durch krankhafte Veränderungen
im Gehirn selbst bzw. seinen Hüllen oder um Zerstörungen von
Hirnsubstanz.

Die *Oberfläche* des Gehirns ist von der Arachnoidea überzogen,
die von platten Zellen bedeckt ist. Daher glänzt sie ebenso wie eine
seröse Haut, mit der sie auch die Durchsichtigkeit gemeinsam hat.
Wir erkennen durch die Arachnoidea hindurch die Gefäße der Pia
und der Hirnwindungen. Nur wenn die Leptomeninx bindegewebig
verdickt ist (chronische Leptomeningitis), gestattet sie diesen
Durchblick nicht mehr.

Schnittfläche. Auf der Schnittfläche können wir die verschiedene
Zeichnung der einzelnen Gehirnanteile und ihre *Farbe* erkennen,
bzw. graue und weiße Anteile unterscheiden.

Ein *Saft* ist von der Schnittfläche kaum abstreifbar. Wenn das
Gehirn flüssigkeitsreich ist (Hirnödem), können die an der Schnittfläche austretenden Blutstropfen sich mit dem Gewebswasser ver-
mischen und zerfließen. Durch Abspülen kann man solche Blutpunkte leicht entfernen; dies gelingt jedoch nicht, wenn die roten
Blutkörperchen nicht an der Oberfläche, sondern in der Hirnsubstanz selbst liegen: dann entsprechen die Blutpunkte wirklich
kleinsten Blutungen.

Konsistenz. Die Konsistenz des Gehirns ist eher weich. Unter krankhaften Umständen ist eine Verhärtung möglich oder eine Herabsetzung der Konsistenz, wobei das Gehirn zerfließlich wird. Die stärkste Herabsetzung der Konsistenz finden wir im Bereich von Erweichungen, wo die Hirnmasse breiig zerfällt.

Schilddrüse: *Betrachtung von außen.* Vergrößerungen der Schilddrüse werden als Kropf bezeichnet. Eine starke Verkleinerung kommt im Alter zur Beobachtung. Die Form der Schilddrüse ist oft noch bei den stärksten Vergrößerungen eine vollkommen richtige. Manchmal ist aber das Organ durch Einlagerung von Adenomknoten bucklig gestaltet.

Auf der *Schnittfläche* ist die Farbe des Parenchyms hellgelbrötlich. Es ist durch ein zartes Septenwerk leicht gefeldert. Die Schnittfläche glänzt normalerweise so, als ob sie mit Honig übergossen wäre und zwar dadurch, daß aus den angeschnittenen Follikeln Kolloid austritt, das sich auch abstreifen läßt. Bei vermehrtem Kolloidgehalt ist dies besonders auffällig. Auch sind dann die einzelnen Follikel auf der Schnittfläche als fischrogenähnliche Körnchen zu sehen (z. B. bei der Kolloidstruma). Bei verringertem Kolloidgehalt nimmt das Parenchym fast das Aussehen einer Speicheldrüse, etwa des Pankreas an (z. B. bei der Basedowschilddrüse).

Nebenniere: Abweichungen in der *Größe* der Nebenniere bemerken wir meist nur dann, wenn sie besonders hohe Grade erreichen. Da die *Oberfläche* vom retroperitonealen Zell- und Fettgewebe umschlossen ist, gelangt sie gewöhnlich nicht zur Darstellung.

Auf der *Schnittfläche* sind die äußeren Rindenschichten normalerweise durch ihre buttergelbe Farbe ausgezeichnet, die auf die Einlagerung von fettigen Stoffen zurückgeht; nach innen zu folgt dann die braun pigmentierte Zona reticularis, die ihrerseits wiederum das weißliche Nebennierenmark umschließt. Die Dicke der äußeren Rindenschichten (Zona glomerulosa und fasciculata) schwankt und mit ihr oft auch der Fettgehalt. Es gibt Nebennieren mit sehr breiter, stark fetthaltiger Rinde, wobei diese Schichten manchmal eine deutlich knollige Beschaffenheit als Zeichen einer Wucherung erkennen lassen (Hyperplasie). Andererseits sind aber manchmal die Rindenfette geschwunden, so daß die Rinde dann stumpf graubraun aussieht. Erfolgt dieser Schwund nicht überall gleichmäßig, so bleiben noch hier und dort fetthaltige Bezirke stehen.

Bei länger nach dem Tode liegen gebliebenen Leichen stellt sich zuerst ein autolytischer Zerfall der Zona reticularis ein. Das Mark kann dann wie in einer von den äußeren Rindenschichten umgrenzten Höhle liegen.

C. Die pathologisch-anatomische Diagnose

Die abschließende Begutachtung eines Krankheitsfalles, wie sie uns auf Grund der genau durchgeführten Leichenöffnung möglich ist, stellt eine Aufgabe dar, bei deren Lösung Wissen, sowohl bewußtes, wie unbewußtes (Intuition), und Erfahrung, sei sie nun am Obduktionstisch und Mikroskop oder am Krankenbett erworben, eine ausschlaggebende Rolle spielen. Die Kunst zu deuten und Zusammenhänge zu sehen oder zu erschließen, läßt sich daher nur bis zu einem gewissen Grade erlernen. Immerhin ist es nötig, den Wegen nachzuspüren, die gewöhnlich von unseren Gedanken eingehalten werden, wenn wir die pathologisch-anatomische Diagnose eines Falles aussprechen.

I. Die Organdiagnose

Das Rohmaterial, aus dem die endgültige Diagnose eines Falles zu gestalten ist, besteht aus den richtigen Diagnosen der bei einer Leichenöffnung aufgedeckten und im makroskopischen (oder mikroskopischen) Befundbericht festgehaltenen Veränderungen an den einzelnen Organen.

Bei diesen Organdiagnosen ist man bestrebt, zu einem Urteil über die in jedem einzelnen Organ vorliegenden Veränderungen zu gelangen, d. h. zu ergründen, was eigentlich an den feineren Bestandteilen des Gewebes vorgegangen ist, damit die mit freiem Auge zu beobachtenden Abweichungen von der Norm entstehen konnten. Mit anderen Worten, wir versuchen für die beobachteten makroskopischen Besonderheiten eine in der Welt der mikroskopischen Größen gelegene Erklärung. Der einfachste Weg wäre, jedes uns verändert oder als möglicherweise verändert erscheinende Organ mikroskopisch zu untersuchen. So gelingt es festzustellen, daß eine besondere Größe, Farbe oder Konsistenz auf die Anwesenheit eines mikroskopisch nachweisbaren Elementes oder das Fehlen eines normalerweise vorhandenen zurückgeht. Tatsächlich wurde dieser Weg auch begangen mit dem Erfolg, daß wir bestimmten makroskopischen Bildern ganz bestimmte mikroskopische Veränderungen zuzuordnen vermögen. Die so gewonnene eigene und fremde Erfahrung gibt uns also die Möglichkeit, auf Grund der Wahrnehmung mit freiem Auge mit ziemlicher Sicherheit vorauszusagen, was für mikroskopische Veränderungen vorliegen.

Als Beispiel dafür, wie man Wahrnehmungen bei Leichenöffnungen mikroskopisch ausdeuten kann, sei die so wichtige *Bewertung der Farben* besprochen, die wir mit freiem Auge feststellen.

Das *Rot*, welches ja in keiner Organfarbe völlig fehlt, geht auf die Anwesenheit von Blutfarbstoff, d. h. also von roten Blutkörperchen zurück. Je mehr Blut ein Organ enthält, um so mehr wird in seiner Färbung der rote Ton vorherrschen, wie z. B. bei den verschiedenen Formen der Hyperämie. Je weniger Blut im Organ vorhanden ist, um so mehr tritt der rote Farbton zurück zugunsten der ursprünglichen Farbe der Parenchyme, der sogenannten Eigenfarbe (z. B. bei Anämie). Die rote, auf den Blutgehalt zu beziehende Farbe tritt in zwei Tönen auf: als Blaurot entsprechend dem nicht oxydierten Hämoglobin des venösen Blutes z. B. in den Stauungsorganen und als Hellrot entsprechend dem durch Sauerstoffaufnahme oxydierten Hämoglobin. An sehr blutreichen Organen, wie z. B. der Milz, läßt sich leicht zeigen, daß eben angelegte Schnittflächen eine dunkelblaurote Farbe haben, die sich bei Liegen an der Luft durch die Berührung mit dem Luftsauerstoff in eine hellrote umwandelt. Auch in den unmittelbar unter der Milzkapsel gelegenen Schichten kann sich diese Oxydation bzw. hellrote Farbe bemerkbar machen.

Eine rein *weiße* Farbtönung wird, wenn wir vom Mark des Zentralnervensystems absehen, fast immer auf die Anwesenheit von kollagenen Bindegewebsfasern zurückzuführen sein. Deswegen erscheinen auch alle Narben weißlich.

Die *hellgelbe* Farbe kommt vor allem dem Neutralfett zu und geht auf seinen Gehalt an Lipochrom zurück. Deswegen sieht auch das subcutane Fettgewebe stets mehr oder weniger gelblich aus. Aber auch Organe bzw. Organzellen, die in größeren Mengen Neutralfett enthalten, werden dadurch einen gelblichen Farbton bekommen. Auf die Anwesenheit von Fetten in den zerfallenden Leukocyten, den sogenannten Eiterkörperchen, ist die gelblich-rahmige Farbe des Eiters zurückzuführen. Gelb erscheinen auch die in verschiedenen Organen auftretenden ischämischen Nekrosen, stimmten makroskopischen Bildern ganz bestimmte mikroskopische Veränderungen zuzuordnen vermögen. Die so gewonnene eigene und fremde Erfahrung gibt uns also die Möglichkeit, auf Grund der Wahrnehmung mit freiem Auge mit ziemlicher Sicherheit vorauszusagen, was für mikroskopische Veränderungen vorliegen.

Als Beispiel dafür, wie man Wahrnehmungen bei Leichenöffnungen mikroskopisch ausdeuten kann, sei die so wichtige *Bewertung der Farben* besprochen, die wir mit freiem Auge feststellen.

Das *Rot*, welches ja in keiner Organfarbe völlig fehlt, geht auf die Anwesenheit von Blutfarbstoff, d. h. also von roten Blutkörperchen zurück. Je mehr Blut ein Organ enthält, um so mehr wird in seiner Färbung der rote Ton vorherrschen, wie z. B. bei den verschiedenen Formen der Hyperämie. Je weniger Blut im Organ vorhanden ist, um so mehr tritt der rote Farbton zurück zugunsten der ursprünglichen Farbe der Parenchyme, der sogenannten Eigenfarbe (z. B. bei Anämie). Die rote, auf den Blutgehalt zu beziehende Farbe tritt in zwei Tönen auf: als Blaurot entsprechend dem nicht oxydierten Hämoglobin des venösen Blutes z. B. in den Stauungsorganen und als Hellrot entsprechend dem durch Sauerstoffaufnahme oxydierten Hämoglobin. An sehr blutreichen Organen, wie z. B. der Milz, läßt sich leicht zeigen, daß eben angelegte Schnittflächen eine dunkelblaurote Farbe haben, die sich bei Liegen an der Luft durch die Berührung mit dem Luftsauerstoff in eine hellrote umwandelt. Auch in den unmittelbar unter der Milzkapsel gelegenen Schichten kann sich diese Oxydation bzw. hellrote Farbe bemerkbar machen.

Eine rein *weiße* Farbtönung wird, wenn wir vom Mark des Zentralnervensystems absehen, fast immer auf die Anwesenheit von kollagenen Bindegewebsfasern zurückzuführen sein. Deswegen erscheinen auch alle Narben weißlich.

Die *hellgelbe* Farbe kommt vor allem dem Neutralfett zu und geht auf seinen Gehalt an Lipochrom zurück. Deswegen sieht auch das subcutane Fettgewebe stets mehr oder weniger gelblich aus. Aber auch Organe bzw. Organzellen, die in größeren Mengen Neutralfett enthalten, werden dadurch einen gelblichen Farbton bekommen. Auf die Anwesenheit von Fetten in den zerfallenden Leukocyten, den sogenannten Eiterkörperchen, ist die gelblichrahmige Farbe des Eiters zurückzuführen. Gelb erscheinen auch die in verschiedenen Organen auftretenden ischämischen Nekrosen,

(Prontosil — gelbrot) oder Verunreinigungen (Kohle — schwarz) entstehen.

Da nur selten die eine oder andere Farbe rein vorkommt, wird es immer einer gewissen Übung bedürfen, um vorhandene Mischfarben in die einzelnen zusammensetzenden Tönungen aufzulösen und daraus Schlüsse zu ziehen.

Jede mikroskopische Ausdeutung makroskopisch erhobener Befunde geht letzten Endes auf eine durch lange Übung erworbene Erfahrung zurück, die eigentlich darin besteht, daß in der Erinnerung das Bild makroskopischer Organveränderungen mit dem Wissen um ihre mikroskopische Grundlage gekoppelt ist. Man kommt dann zu folgendem *Analogieschluß*: ein bestimmtes makroskopisches Bild entsprach bei einem früher untersuchten Fall einer wohl gekennzeichneten mikroskopischen Veränderung; hier liegt derselbe makroskopische Befund vor, also wird ihm auch wiederum dieselbe mikroskopische Veränderung zugrunde liegen.

Die *Gefahr dieses Analogieschlusses* liegt darin, daß das Erinnerungsbild nicht in jedem Kopf mit derselben Klarheit und Deutlichkeit aufbewahrt bleibt. Schließlich behalten wir ja auch nicht immer ein ganzes verändertes Organ im Gedächtnis, sondern nur eine Summe seiner besonderen Eigenschaften, also eine Abstraktion. Anders hätte das Sammeln von solchen Erfahrungen und Erinnerungsbildern ja auch keinen Zweck, da es zwei ganz genau gleiche Veränderungen kaum gibt. Wir sind also immer gezwungen zu prüfen, welche Abstraktion, bzw. welches Idealbild auf einen vorliegenden konkreten Fall am besten zutrifft. Daß dabei Täuschungen jeder Art vorkommen können, ist nur zu natürlich. Deswegen wird ein gewissenhafter Obduzent, sobald er nur den leisesten Zweifel hegt, ob ein Erinnerungsbild und eine vorliegende Veränderung sich wirklich decken, lieber die Mühe einer neuerlichen mikroskopischen Nachprüfung auf sich nehmen, bevor er sein Urteil ausspricht. Durch diese stetige Kontrolle vertieft und schärft er seine Fähigkeit, auf Grund der makroskopischen Beobachtung feingewebliche Veränderungen zu erkennen.

Das in manchen Ländern geübte Verfahren, bei einer Obduktion schlechtweg *jedes Organ histologisch zu untersuchen* und so die Organdiagnose und damit auch die ganze pathologisch-anatomische Diagnose immer auf den gesicherten Boden des mikroskopischen

Befundes zu stellen, hat seine Vor- und Nachteile. Als Vorteil kann es bezeichnet werden, daß es manchmal mit dem Mikroskop doch gelingt, Veränderungen aufzudecken, die mit freiem Auge nicht einmal zu ahnen waren und dementsprechend verborgen geblieben wären. Auf der anderen Seite verlangt ein solches Verfahren einen sehr großen Stab von Personal und ist eigentlich nur dann durchzuführen, wenn verhältnismäßig wenige Obduktionen vorzunehmen sind. Schließlich muß das regelmäßige Untersuchen aller Organe auch dazu führen, daß die ganze Diagnostik von vornherein von dem Ausfall der histologischen Untersuchung abhängig gemacht wird und dabei der Anreiz verschwindet, die Kunst des makroskopischen Erkennens zu üben und weiter auszubilden. Wir möchten daher daran festhalten, daß die histologische Untersuchung von Organen in erster Linie von einer bestimmten, bei der makroskopischen Betrachtung aufgeworfenen Fragestellung auszugehen hat, die sie dann nach der einen oder anderen Richtung entscheidet. Das Mikroskop springt also gewissermaßen in der pathologischen Anatomie dort ein, wo für das unbewaffnete Auge Grenzen gesetzt sind. Da es aber Veränderungen gibt, die überhaupt nur mit dem Mikroskop festgestellt werden können, wird man je nach den gegebenen Möglichkeiten bei jedem Falle eine größere oder geringere Anzahl von Organen routinemäßig mikroskopisch untersuchen.

In ähnlicher Weise wie die Ergebnisse der mikroskopischen Untersuchung nehmen wir oft bei unserer makroskopischen Organdiagnostik die Ergebnisse chemischer und bakteriologischer Untersuchung vorweg. Auf Grund früherer Erfahrung können wir vielfach sagen, daß diese oder jene Beschaffenheit eines Organs oder einer Flüssigkeit auf bestimmte chemische Stoffe oder Bakterien zurückgehen wird.

II. Diagnose des ganzen Falles

In den meisten Fällen vermögen wir auf die eben geschilderte Weise so viele gesicherte Organdiagnosen zusammenzutragen, daß auf ihrer Grundlage eine erste Ausdeutung des ganzen Falles, eine erste pathologisch-anatomische Diagnose gewagt werden kann. Sie verfolgt das Ziel, alle die einzelnen Organveränderungen miteinander zu verknüpfen und die Abhängigkeiten in zeitlicher und ursächlicher Beziehung festzulegen, vergleichbar etwa einem

Handwerker, der die zugerichteten, aber noch ungeordneten Bausteine nach einem bestimmten Plan zu einem sinnvollen Gebäude zusammenfügt. Dabei kann man entweder von der letzten tödlichen Erkrankung ausgehen und die Ursachenkette bis zur ersten Krankheit zurückverfolgen oder jene erste Grundkrankheit an die Spitze stellen und die aus ihr hervorgehenden weiteren Krankheiten ihr nachordnen. Gerade diese deutende Verknüpfung der beobachteten Erscheinungen zur pathologischen Diagnose ist von den zeitgebundenen Anschauungen und den Kenntnissen jedes einzelnen Obduzenten stark abhängig. Daher wird der Diagnose immer etwas Persönliches, Subjektives anhaften, im Gegensatz zum beschreibenden, unpersönlichen, objektiven Befundbericht.

Auf jeden Fall soll aus der Diagnose klar die Meinung des Obduzenten hervorgehen, wie er die ursächliche Verknüpfung der einzelnen beobachteten Krankheitserscheinungen auffaßt. Am sichersten ist dies gewährleistet, wenn er zum Schluß noch einmal das Grundleiden und die Todesursache besonders hervorhebt.

Oft genug ist aber auch ein erfahrener Obduzent und Diagnostiker nicht imstande, die Veränderungen an einem oder mehreren Organen mit freiem Auge sicher zu diagnostizieren. Handelt es sich um offenbar unwesentliche Nebenbefunde im Rahmen des Gesamtfalles, so wird man trotzdem eine abschließende Diagnose des Gesamtfalles wagen und die unsicher erscheinenden Organdiagnosen mit dem Beiwort „fraglich" erwähnen, d. h. ihre Klärung von der später erfolgenden mikroskopischen Untersuchung abhängig machen.

Betrifft die diagnostische Unsicherheit aber wesentliche Organveränderungen, wie etwa die Entscheidung, ob ein Lymphogranulom oder ein Sarkom vorliegt, dann ist es besser, überhaupt von einer abschließenden Diagnose des Gesamtfalles abzusehen und sich mit einer vorläufigen Diagnose zu begnügen, so lange bis die histologische Klärung erfolgt ist. Sehr zu empfehlen ist es aber trotzdem, in dieser vorläufigen Diagnose die Vermutungen hinsichtlich der endgültigen Diagnose festzuhalten, die dann zur eigenen Belehrung von der mikroskopischen Untersuchung bestätigt oder widerlegt werden. Manchmal ermöglicht es ein in wenigen Minuten fertigzustellender Gefrierschnitt von einer wesentlichen Veränderung, dennoch den Umweg über die vorläufige Diagnose zu vermeiden und gleich die richtige abschließende Diagnose eines Falles zu stellen.

Es gibt aber auch Organveränderungen, die selbst der Geübte unmöglich mit freiem Auge erkennen oder auch nur vermuten kann, sondern höchstens aus gewissen Nebenumständen zu erschließen vermag, wie z. B. eine Encephalitis oder Myocarditis. Hier muß dann der histologische Befund ganz in seine Rechte treten.

III. Die Epikrise

Auch wenn uns auf Grund der makroskopischen und eventuell mikroskopischen Organdiagnose eine in allen wesentlichen Punkten richtige pathologisch-anatomische Diagnose geglückt ist, so bleibt dabei doch gewöhnlich noch immer die eine oder andere Frage offen, besonders was den zeitlichen Ablauf der festgestellten Krankheiten und krankhaften Veränderungen anlangt. Bei der Obduktion können wir ja ein zeitliches Vorher oder Nachher nur erschließen, indem wir sagen, daß nach unseren Kenntnissen die eine Veränderung zu ihrer Entwicklung so lange, eine andere aber längere oder kürzere Zeit gebraucht haben müsse und daß also die eine Veränderung offenbar vor oder nach der anderen eingetreten sei. Der klinische Arzt erlebt im Gegensatz dazu jene zeitliche Aufeinanderfolge von Krankheitszeichen unmittelbar am Krankenbett und hält sie in dem Krankenblatt auch schriftlich fest. Oft hat er auch Veränderungen gesehen, die jetzt nicht mehr feststellbar sind und als wichtiges Glied in der vom Pathologen aufgestellten Kette von Ursache und Folge fehlen oder gefordert werden müssen. Die abschließende Begutachtung eines Krankheitsfalles wird also erst dann vollständig sein, wenn der pathologisch-anatomische Befund mit den klinisch beobachteten Abläufen ganz in Einklang gebracht wurde. Eine solche abschließende Begutachtung, wir nennen sie Epikrise, sollte also stets gemeinsam mit dem Kliniker oder zumindest unter Berücksichtigung der Krankengeschichte abgefaßt werden. Sie stellt dann die letzte mit den derzeit zur Verfügung stehenden Mitteln und Kenntnissen erreichbare Deutung des vorliegenden Krankheitsfalles dar.

Anhang

Die unten wiedergegebenen pathologisch-anatomischen Befund-
berichte und Diagnosen sind absichtlich aus dem alltäglichen
Leichenöffnungsgut entnommen und nicht besonders für den Zweck
der Veröffentlichung bearbeitet. Sie können daher nur für den
„durchschnittlichen" Befund eines Institutes als Beleg und Richt-
linie dienen. Da darauf verzichtet wurde, klinische Daten anzugeben, mußte auch die Epikrise entfallen. Beide Befunde stammen
aus dem pathologischen Institut der Deutschen Karlsuniversität
in Prag.

Leichenöffnung Nr. 1396/43

Befundbericht

Besichtigung der Leiche. 153 cm große, 42 kg schwere, eher zart
gebaute weibliche Leiche. Über dem Rücken nicht wegdrückbare
Totenflecke. Über dem Kreuzbein ein handtellergroßes Geschwür
der Haut, in dessen Bereich die Muskulatur jauchig stinkend
zerfallen ist. Die Haut leicht gelblich gefärbt, besonders im Bereich
des Gesichtes und des Rumpfes. Das subcutane Fettpolster so
gut wie völlig geschwunden, die Muskulatur schmächtig. Die
Totenstarre nur in den unteren Extremitäten etwas angedeutet.
Haupthaar dicht, weiß, die Augen in die Höhlen zurückgesunken,
um die Hornhäute ein schmaler, weißer undurchsichtiger Ring.
Die Zähne völlig fehlend, die Alveolarfortsätze geschwunden. Die
Schilddrüse nicht tastbar, keine vergrößerten Lymphknoten in den
Achselhöhlen und Supraclaviculargruben. Der Brustkorb schmal,
in seinen unteren Abschnitten, besonders rechts aufgetrieben. Die
Mammae klein, geschrumpft. Die Bauchdecken über dem Thorax-
niveau. Unter dem rechten Rippenbogen eine derbe Resistenz tastbar. Auf den Bauchdecken die Venenzeichnung in Form schmaler
bräunlicher Streifen zu erkennen.

Schädel. Die Dura ziemlich fest mit dem Schädeldach verwachsen, das knöcherne Schädeldach etwa 5 mm dick, die Diploë
überall gut erhalten. Die Dura schlaff, ihre Innenfläche glatt. Die
Durasinus von flüssigem Blut erfüllt. In den basalen Hirnarterien
weißlich-gelbe Einlagerungen. Die weichen Hirnhäute überall zart
und durchsichtig. Die Hirnsubstanz auf den Schnittflächen feucht
glänzend, die Ventrikel etwas erweitert, an Groß- und Kleinhirn
keine besonderen krankhaften Veränderungen.

Bauch- und Brustsitus. Im Bereiche der Bauchdecken eine wenige Millimeter dicke, ockergelbe subcutane Fettschicht. Die Leber reicht mit ihrem derbknolligen Rand handbreit über den rechten Rippenbogen vor, die Darmschlingen dadurch nach unten verlagert. Die Flexura hepatica mit der Leberunterfläche in der Gallenblasengegend fest verwachsen. In der rechten Leistengegend eine für zwei Finger eingängige fingerlange peritoneale Ausstülpung. Einzelne miteinander verwachsene Dünndarmschlingen verwehren den Einblick in das kleine Becken. Zwerchfellstand rechts in der Höhe der 3., links in der Höhe der 5. Rippe. Die Rippenknorpel gut schneidbar, die knöchernen Anteile der Rippen brechen bei geringem Druck leicht ein. Die linke Lunge strangförmig über Spitze und Unterlappen angewachsen. Die rechte Lunge durch das hochstehende Zwerchfell nach oben verdrängt. In der rechten Pleurahöhle 350 cm³ einer leicht getrübten blutigen Flüssigkeit. Der Herzbeutel in einem handteller großen Gebiet freiliegend. In der Herzbeutellichtung ein Eßlöffel gelblicher Flüssigkeit.

Hals- und Brustorgane. An Stelle der Tonsillen strahlige, weißliche, von Schleimhaut überzogene Narben. Die Schleimhaut der Speiseröhre mit weißlich gelben, offenbar erbrochenen Massen bedeckt. Die linke Glandula submaxillaris vergrößert, aus ihren Ausführungsgängen läßt sich auf der Schnittfläche gelblich-rahmiger Eiter auspressen. In der Trachea kein fremder Inhalt, ihre Schleimhaut, sowie die Schleimhaut der Bronchien blaß, graurot. Das Herz von der Größe der Leichenfaust. Die Herzhöhlen enthalten Cruor und Speckhautgerinnsel, die Schließungsräume der Zipfelklappen etwas weißlich verdickt, die Sehnenfäden jedoch zart einstrahlend. In der Vorderwand der linken Kammer streifige und fleckenförmige weißliche Stellen. Die Wand der linken Kammer etwa 14 mm dick, das Herzfleisch braunrot. In der Intima der Kranzschlagadern zahlreiche gelbliche und verkalkte Einlagerungen, die die Lichtung einengen. Die Schilddrüse verkleinert, die Schnittfläche feinstkörnig und von gelbbrauner Farbe. Der rechte Lungenunterlappen vollkommen luftleer, von fleischiger Beschaffenheit, auf der Schnittfläche dunkelrot. Der rechte Lungenoberlappen und die linke Lunge stark gebläht, besonders in den vorderen randlichen Anteilen, wo auch Fingereindrücke bestehen bleiben.

Bauchorgane. Die Milz von gewöhnlicher Größe, an der Kapseloberfläche weißliche fleckige Verdickungen; die Schnittfläche

dunkelrot, die Zeichnung gut erkennbar, von der Schnittfläche
kein besonderer Saft abstreifbar. Pankreas o. B. Der Anfangs-
teil des Duodenum mit der Leberunterfläche so fest verwachsen,
daß er nur scharf gelöst werden kann. Im Ductus choledochus
ein erbsengroßes, facettiertes Konkrement. Zahlreiche bis kirsch-
kerngroße facettierte Konkremente in der Lichtung der Gallenblase. Ihre Wand von markigem weißlichem Aftergewebe durch-
setzt, das zum Teil oberflächlich zerfällt, zum Teil die Lichtung,
besonders in der Gallenblasenmitte und im Fundus vollständig
ausfüllt. Dieses Aftergewebe setzt sich unmittelbar auf die Leber
bis zu einer Tiefe von 3—4 cm fort und baut auch in sich
geschlossene, zentral zerfallende Knoten von bis Mannsfaustgröße
inmitten des Leberparenchyms auf. Die Hauptmasse der Knoten
sitzt im rechten Leberlappen, einige kleinere finden sich im linken
Leberlappen. Im kleinen Netz eine von markig-weißlichen Massen
durchwachsene Lymphdrüse. In der Intima der Bauchaorta weißlich gelbe Flecken und Kalkplatten. Die Mastdarmschleimhaut zart.
Die rechte Nebenniere an der Leberunterfläche plattgedrückt, die
rechte Niere tiefer stehend als die linke. Beide Nieren klein, die
Kapsel leicht abziehbar, die Oberfläche etwas gehöckert, das
Parenchym blaß gelbbraun, fest. Die Schleimhaut der Nierenbecken und der Harnblase o. B. Am Boden des Douglas'schen
Raumes sowie des Cavum vesico-uterinum werden auf dem Peritoneum nach Lösung von Verwachsungen zwischen Dünndarmschlingen markige, derbe, auf der Schnittfläche grauweiße Massen,
sichtbar. Die Schleimhaut des Uterusfundus düster rot, beide
Eierstöcke auf Erbsengröße geschrumpft, sehr hart. An der unteren
Brustwirbelsäule konsolenartig vorspringende und die Zwischen-
wirbelscheiben überbrückende Höcker.

Pathologisch-anatomische Diagnose

Auf die Leber übergreifendes Carcinom der Gallenblase, Sub-
ikterus der Haut. Krebsige Durchwachsung einer Lymphdrüse im
kleinen Netz, Metastasen auf dem Peritoneum des kleinen Beckens,
knotige hämatogene Metastasen in allen Leberlappen. Cholelithiasis. Zwerchfellhochstand rechts. Rechtsseitiger Hydrothorax
(350 cm³). Atelektase des rechten Lungenunterlappens. Arterio-
sklerose der Kranzschlagadern. Schwielen in der Wand der
linken Herzkammer. Sklerose der basalen Hirnarterien und der

Hirnarterien einzelne gelblich-weißliche Einlagerungen. Die Hirnventrikel etwas erweitert, von klarem Liquor erfüllt, das Ependym glatt. Im linken Operculum in einem etwa 2 cm großen rundlichen Gebiet die Hirnsubstanz von der Rinde bis zu etwa 3 cm Tiefe erweicht, von der Schnittfläche hier ein weißlich gelber Saft abstreifbar. Die übrige Hirnrinde graubraun. Die Trommelhöhlen und Nebenhöhlen ohne krankhaften Inhalt.

Brust- und Bauchsitus. Die Leber etwa drei Finger breit den Rippenbogen überragend, das Netz nach oben an das Colon zurückgezogen, die Darmschlingen etwas gebläht, die Appendix medial gelegen, frei beweglich, das Peritoneum überall glatt, keine freie Flüssigkeit im Bauchraum. In der rechten Leiste ein 12 cm langer, für einen Finger gut eingängiger Bruchsack. Zwerchfellstand rechts in der Höhe der 5., links in der Höhe der 6. Rippe. Die Rippenknorpel verkalkt. Die Lungen überdecken den Herzbeutel bis auf einen kaum handtellergroßen Bezirk und sinken wenig zurück. Die rechte Lunge frei, in der Pleurahöhle 150 cm³ einer rötlich-gelben, leicht getrübten Flüssigkeit. Die linke Lunge vollkommen angewachsen. Im Herzbeutel etwa 10 cm³ einer klaren, gelblichen Flüssigkeit. Die Serosa vollkommen glatt.

Hals- und Brustorgane. In den Tonsillen weißliche narbige Züge. Speiseröhre o. B. In der Trachea und den Hauptbronchien blutig schleimiger, zum Teil auch schaumiger Inhalt, die Schleimhaut rötlich. Die Trachea in ihrem mittleren Anteil säbelscheidenförmig eingeengt, die Trachealknorpel hier starr, verkalkt. Die Schilddrüse von normaler Größe und Form, die Schnittfläche braunrot, nur wenig kolloidglänzend. Das Herz bedeutend größer als die Leichenfaust, die Wand der rechten Kammer 6 mm dick, die Trabekel verbreitert und bandförmig abgeplattet, die Klappen des rechten Herzens vollkommen zart. Die Wand der linken Kammer 20 mm dick, die Trabekel abgeflacht, die Lichtung erweitert. Die Mitralklappen zart, im Herzfleisch der linken Kammer einzelne weißliche Schwielen. Beide Vorhöfe stark erweitert und ebenso wie die Kammern von Cruorgerinnseln erfüllt. In der Intima der Brustaorta zahlreiche beetartig vorspringende gelbliche Herde, die zum Teil geschwürig zerfallen sind. Unmittelbar oberhalb der Aortenklappen die Intima weißlich verdickt und gefältelt, hie und da zwischen den weißlichen Stellen rötliche Einsenkungen aufweisend. Diese letzteren Veränderungen lassen sich bis in die

Bauchaorta. Leistenbruchtasche rechts. Verwachsung von Dünndarm schlingen. Eitrige ascendierende Entzündung der linken Glandula submaxillaris. Osteoporose der Rippen. Spondylosis deformans der Brustwirbelsäule. Decubitus über dem Kreuzbein. Apoplexia uteri. Allgemeine Abzehrung.

Grundleiden: Gallenblasencarcinom.

Todesursache: Kachexie, Decubitus.

Leichenöffnung Nr. 159/44

Befundbericht

Besichtigung der Leiche. 159 cm große, 59 kg schwere männliche Leiche. Die Haut blaßrötlich, am Rücken nicht wegdrückbare Totenflecke. Fettpolster weitgehend geschwunden, Muskulatur schmächtig. Totenstarre an den oberen und unteren Extremitäten vorhanden, am Kiefer fehlend. Kopfbehaarung ziemlich dicht, grau meliert. Rechte Pupille weiter als die linke, beide kreisrund. Die linke Hornhaut eingesunken, am Rande beider Hornhäute ein grauer undurchsichtiger Ring. Die Bindehaut blaßrötlich. Aus der linken Nasenöffnung fließt etwas Blut ab. Die Mundschleimhaut blaßrosa. Das Gebiß sehr defekt. Hals schmal, Schilddrüse nicht tastbar, keine tastbaren Drüsen in der Supraclaviculargrube und Axilla. Am Rumpf vereinzelte stecknadel- bis linsengroße braune Flecken in der Haut. Brustkorb faßförmig, der epigastrische Winkel stumpf. Brust- und Bauchhaut stark behaart. Am Penis keine Narben. Beide unteren Extremitäten angeschwollen, Fingereindrücke bleiben bestehen.

Schädel. Das Schädeldach mesocephal, 4 — 5 mm dick, die Diploë überall erhalten. An der Schädelinnenfläche tiefe, den Pacchionischen Granulationen entsprechende Gruben. Die Dura ziemlich gut gespannt, im Sinus sagittalis superior und in dem basalen Sinus flüssiges Blut. Die weiche Hirnhaut über der Konvexität beider Hemisphären weißlich verdickt und undurchsichtig. Die Hirnwindungen schmal, die Furchen besonders an den Stirnlappen etwas verbreitert, von klarem Liquor erfüllt. In den basalen Brustaorta verfolgen, sie schneiden aber scharf an der Abgangsstelle der großen Halsgefäße ab. Der Abgang der linken Arteria carotis communis durch weißliche Intimaverdickungen eingeengt. Das Ostium der rechten Kranzschlagader durch ebensolches Gewebe vollkommen verschlossen, das der linken schlitzförmig

eingeengt. In der Intima der Kranzschlagadern weißlich gelbe, zum
Teil verkalkte Einlagerungen. Die Aortenklappen an den Com-
missurenstellen mit der Intima verwachsen und dadurch auf etwa
2—3 mm auseinandergewichen. Die Aorta ascendens gleichmäßig
erweitert. Von der Schnittfläche der Lungen schaumige Flüssigkeit
abstreifbar, die Farbe des Parenchyms graurot, mit einem Stich ins
Bräunliche. Der rechte Unterlappen in den unteren und hinteren
Anteilen luftleer, von festerer Beschaffenheit, die Schnittfläche
uneben, indem einige rundliche, zum Teil lobulär begrenzte Herde
von körniger Oberfläche vorspringen.

Bauchorgane. Die Milz deutlich vergrößert, die Kapsel glatt,
auf der Schnittfläche die Zeichnung deutlich, die Farbe dunkelrot,
die Konsistenz hart, Pulpa nicht abstreifbar. Die Magenschleimhaut graurot. Im Antrum einzelne Blutaustritte. Pankreas von
richtiger Größe und normaler Beschaffenheit. Die abführenden
Gallenwege gut durchgängig, ihre Schleimhaut zart. In der Gallenblase gelbliche, trübe Galle, sowie ein weiches, kirschgroßes,
schwarzbraunes Konkrement. Zwei ebenso große Konkremente
von der narbig veränderten Wand des Gallenblasenfundus fest
umschlossen. Die Leber vergrößert, ihre Oberfläche glatt, auf der
Schnittfläche deutliche Acinuszeichnung: die Lücken eines hell-
braunen Netzwerkes sind von dunkelroten einsinkenden Flecken
und Streifen eingenommen. In der Bauchaorta grundsätzlich
dieselben Veränderungen wie in der Brustaorta, die weißlichen
Veränderungen der Intima reichen allerdings nur bis zum Abgang
der Nierenarterien. An der Teilungsstelle der Aorta und in den
Arteriae iliacae besonders reichliche, geschwürig zerfallende, gelbliche Herde. Der Mastdarm und After o. B. In der Nebenniere
beiderseits bis kirschgroße, buttergelb gefärbte Inseln im Bereich
der sonst graubraunen Rinde. Die Nierenkapsel leicht abziehbar.
An der Nierenoberfläche zackig begrenzte flache Einziehungen von
roter Farbe. Das Parenchym der Nieren mit deutlicher Rinden- und
Markzeichnung, seine Farbe im allgemeinen braunrot, die Konsistenz etwas vermehrt. Im oberen Pol der rechten Niere ein apfelgroßer Knoten von bunter Schnittfläche: fleckige, buttergelbe
Bezirke wechseln mit weißen Streifen und ganz weichen grauroten,
zum Teil zerfallenden Bezirken ab. An einer Stelle reicht dieses
Gewebe bis in das Nierenbecken hinein. In der linken Niere eine
mandarinengroße und mehrere kleinere glattwandige, mit klarer

Flüssigkeit erfüllte Cysten. Die Schleimhaut der Nierenbecken und die Harnblasenschleimhaut zart. Die Prostata vergrößert, auf der Schnittfläche unscharf begrenzte, rundlich knollige Gebiete vorspringend. In der Tunica vaginalis propria des rechten Hodens vermehrte klare Flüssigkeit. Die Hoden selbst ohne Besonderheiten. Die Schleimhaut des Dickdarms herdweise braunfleckig, wie marmoriert, die übrige Schleimhaut des Darmtraktes o. B.

In den Wirbelkörpern graurötliches Knochenmark.

Pathologisch-anatomische Diagnose

Mesaortitis luica von der Aortenwurzel bis in die Bauchaorta reichend mit Verschluß des rechten Coronarostiums und Einengung des linken Coronarostiums, sowie Verwachsung der Aortenklappen und dadurch bedingter Insuffizienz. Leichte diffuse aneurysmatische Ausweitung der Aorta ascendens, Einengung der Abgangsstelle der linken Art. carotis communis. Hypertrophie und Dilatation beider Herzkammern und der Vorhöfe. Ödem und Stauung der Lungen, Stauung der Leber, Milz und Nieren. Hydrothorax rechts (150 cm³). Ödem beider unteren Extremitäten. Bronchopneumonie im rechten Unterlappen. Sklerose der basalen Hirnarterien, Erweichungsherd im linken Operculum. Sklerose der Kranzschlagadern, Schwielen in der Wand der linken Kammer. Schwere, geschwürig zerfallende Sklerose der Brust- und Bauchaorta, sowie der Arteriae iliacae. Arteriosklerotische Narben der Nierenoberfläche. In das Nierenbecken eingebrochenes Hypernephrom der rechten Niere. Cholelithiasis mit zum Teil im Gallenblasenfundus eingewachsenen Cholesterinpigmentsteinen. Hydrocele rechts. Cysten der linken Niere. Rechtsseitiger Leistenbruchsack. Vollkommene bindegewebige Verödung der linken Pleurahöhle. Mäßige Atrophie des Gehirns mit Hydrocephalus externus und internus. Adenomyomatose der Prostata. Verfettete Adenome der Nebennierenrinde. Senile Säbelscheidentrachea. Narben der Tonsillen. Pseudomelanose des Dickdarms.

Grundleiden: Mesaortitis luica.

Todesursache: Pneumonie, Herzinsuffizienz.

Ausführung der Leichenöffnung

1. Äußere Besichtigung

a) Allgemeiner Eindruck. Konstitutionstypus, Haut (Totenflecke), Fettpolster (Falten abheben), Muskulatur (Totenstarre), Knochenbau.

b) Systematische Besichtigung vom Kopf bis zu den Füßen. Kopfbehaarung, Augen (Pupillen, Sklera, Conjunctiva), Nase, Ohren (Sekret?), Mund (Zähne, Schleimhaut), Hals (Schilddrüse), Axillar- und Claviculargruben (Lymphknoten?), Arme, Mammae, Thoraxform, epigastrischer Winkel, Bauchdecken, Behaarungstypus, Genitale (Narben?), Hoden bzw. Hodensack, Beine (Ödeme, Varicen).

2. Hautschnitt

Von der linken Schulter unter den Schlüsselbeinen zur rechten Schulter. Von der Mitte des Schnittes über dem Brustbein links vom Nabel zur Symphyse. Eröffnung der Bauchhöhle im epigastrischen Winkel und von hier ab zur Symphyse. Brustmuskulatur nach seitlich abpräparieren (vom Rippenbogen beginnen).

Halshaut einige Zentimeter nach oben präparieren. Mammae von rückwärts her einschneiden.

3. Bauchsitus

Freie Flüssigkeit? Lage von Leber und Netz, Bruchpforten, inneres Genitale, Appendix, Dickdarm, Milz. Stand der Zwerchfellkuppen an Rippenbögen prüfen.

4. Eröffnung des Brustkorbes

Durchtrennung der Rippenknorpel 1 cm einwärts von der Knorpel-Knochengrenze (Messer bzw. Knorpelschere oder Säge). Abpräparieren des Brustbeines mit den Rippenstümpfen vom Zwerchfell und vorderen Mediastinum. Durchschneidung der ersten Rippe im knorpeligen Anteil mit dem Messer oder wenn dieser verkalkt, mit der Säge. Eröffnung des Sternoclaviculargelenkes durch Ritzen der Gelenkskapsel von der mediastinalen Seite her. Hochheben und Auslösen des Sternums.

5. Brustsitus

Lage der Lungenränder und des Herzbeutels. Inhalt der Pleurahöhlen. Eventuelle Verwachsungen der Lungen lösen. Eröffnung des Herzbeutels (V-förmiger Schnitt). Freie Flüssigkeit? Verwachsungen.

2

6. Herausnahme der Hals- und Brusteingeweide

Halshaut nach oben präparieren, bis Unterkiefer sichtbar. Durchtrennung des Mundbodens: links im vorderen Kieferwinkel einstechen und in Fühlung mit dem rechten Unterkieferast sägend bis an die Wirbelsäule schneiden; rechts in vorderen Kieferwinkel noch einmal einstechen und in Fühlung mit dem linken Unterkiefer sägend bis an die Wirbelsäule schneiden. Messer hier um 180 Grad drehen, im Schnitt zurückführen und die stehengebliebenen Verbindungen in der Mitte durchtrennen. Zungenspitze mit linker Hand fassen und nach abwärts ziehen. Durchtrennung des weichen Gaumens (die Halshaut kann dabei durch eine Assistenz nach oben gehalten werden): An der Grenze zwischen weichem und hartem Gaumen einstechen und entlang dem Knochen nach rechts schneiden (über der linken Hand). Messer umdrehen und die andere Hälfte ebenso durchtrennen (unter der linken Hand). Durchschneiden der hinteren Rachenwand (Schnitte senkrecht zur Vorderfläche der Wirbelsäule). Halsorgane durch schräge Schnitte von Halswirbelsäule abpräparieren

3

(dabei wird die Carotis über der Gabel durchtrennt), Durchtrennung der Armgefäße: Hand im Brustkorb, Messer immer in Fühlung mit der ersten Rippe im Bogen gegen die Wirbelsäule führen. Durch Zug nach abwärts (an den Halsorganen fassen!) hinteres Mediastinum von der Wirbelsäule ablösen. Aorta, Speiseröhre und Vena cava inf. knapp oberhalb des Zwerchfells mit der linken Hand umfassen und durchtrennen. Brust- und Halseingeweide außerhalb der Leiche weitersezieren.

7. Halsorgane

Durchtrennen des Gaumenbogens seitlich von der Mittellinie, Aufschneiden der *Speiseröhre*. Einschneiden der *Tonsillen* in der Längsachse. Speiseröhre und Aorta nach oben präparieren. Aufschneiden der freigelegten *Trachea* bis in die Hauptbronchien. Einschneiden der *Lymphknoten* an der Bifurkation. Dann ganzes Präparat umdrehen.

8. Herz

„In der Richtung des Blutstromes sezieren!" Darmschere!

1. Von der durchschnittenen Vena cava inf. den rechten Vorhof und die Vena cava sup. eröffnen.

4

2. Durch die Valvula tricuspidalis am Margo acutus die rechte Kammer bis zur Spitze aufschneiden.

3. Im rechten Ventrikel entlang dem Septum bis in die A. pulmonalis und ihren linken Hauptast schneiden (Achtung auf Emboli!).

4. Eine Lungenvene eröffnen und von hier aus in den linken Vorhof und durch die Valvula mitralis am Margo obtusus bis in die Spitze der linken Kammer schneiden.

5. Entlang dem Septum bis in die Aorta schneiden (dabei wird der Hauptstamm der A. pulmonalis 1 cm über den Klappen durchtrennt) und gleich anschließend Brustaorta eröffnen. Aufschneiden der großen Halsarterien.

6. Aufschneiden des rechten Hauptastes der A. pulmonalis durch die Aorta; Abtrennen des Herzens an den Pulmonalvenen.

7. Aufschneiden der Kranzschlagadern (Ramus descendens, circumflexus und rechte Kranzschlagader). Flachschnitt in den Herzmuskel in der Hinterwand der linken Kammer.

9. Lungen, Schilddrüse

Einschnitte in die *Lungenlappen* von der Oberfläche gegen den Hilus zu. (Rechten Ober- und Mittel-

lappen durch einen gemeinsamen
Schnitt sezieren.)

Schilddrüse durch Abpräparation
der Muskulatur freilegen; beide
Lappen von der Seite her einschneiden.

10. Abpräparation des Darmes

Durchtrennung des Dünndarms
an der Flexura duodenojejunalis.
Abschneiden des Mesenterium an der
Anhaftungsstelle. Abpräparation des
Coecum und Colon ascendens vom
Retroperitonealraum. Durchtrennung des Ligamentum gastrocolicum
und dadurch Freimachen des Colon
transversum. Abpräparation des Colon desc. vom Retroperitonealraum.
Durchschneiden des Mesosigma an
der Ansatzstelle. Durchtrennung des
Darms an der Grenze zum Rectum.
Uneröffnete Darmschlingen beiseite
legen und zum Schluß der Sektion
(siehe unten) aufschneiden.

11. Leber, Milz und Magen

Milz mit Pancreasschwanz bis an
die Mittellinie aus dem Retroperitoneum herausschälen (linke Nebenniere nicht verletzen!). Duodenum
nach oben präparieren, dabei die
großen Arterien (A. coeliaca und
mesent.sup.)durchtrennen.Lebermit
Schere von Zwerchfell abpräparieren

6

(dabei wird die Vena cava inf.
vor und nach ihrem Durchtritt
durch die Leber durchtrennt —
rechte Nebenniere nicht verletzen!).
Durch Zug am Magen die Speiseröhre aus dem Zwerchfellschlitz
herausziehen, ganzes Organpaket
außerhalb der Leiche sezieren.

Milz von Oberfläche her einschneiden. *Pancreas* der Länge nach
einschneiden. *Duodenum* von der
Flexura duodenojejunalis her an der
Vorderwand aufschneiden, Schere
gleich in den Magen weiterführen;
Magen an der großen Kurvatur aufschneiden; Fortsetzen des Schnittes
in Cardia und Oesophagusstumpf.
Durchgängigkeit des *Ductus choledochus* prüfen (Druck auf die Gallenblase, Sonde), dann im Ligamentum
hepatoduodenale aufsuchen und von
hier aus oder von der Papille her aufschneiden. *Gallenblase* am Ductus
cysticus fassen und unter Zug von
der Leber abpräparieren, dann vom
Fundus her eröffnen, Galle sorgfältig abspülen. Schnitt durch beide
Leberlappen.

12. Urogenitalorgane

Herauslösung der linken und dann
der rechten Niere, zusammen mit
den Nebennieren, wobei Nierenge-
fäße und Ureteren erhalten bleiben.

Abpräparation der Aorta von der
Wirbelsäule bis an das Promontorium. Stumpfes Herauslösen der
Beckenorgane: Ablösen der Blase
von der Symphyse, Ablösen des
Rectums aus der Kreuzbeinhöhlung
(beide Hände benützen), Heraus-
hebeln der Beckenorgane (Daumen
auf der Symphyse, Fingerspitzen
hinter dem Rectum). Mit der linken
Hand Beckenorgane möglichst hoch-
ziehen und möglichst weit unten
durchtrennen.   Durchschneidung
der **Aa.** und Vv. iliacae nahe
dem Poupart'schen Band. Wei-
tere Präparationen außerhalb der
Leiche.

Von hinten her *Bauchaorta* bis in
die Aa. iliacae eröffnen. *Rectum* aufschneiden und von Kot säubern.
Präparat umdrehen. *Vena cava inferior* aufschneiden. Einschneiden
der *Nebennieren* (mehrere Schnitte).
Einschneiden der *Nieren* bis an den
Hilus, Kapsel mit der Pinzette abziehen (Daumen der linken Hand
hilft nach). *Nierenbecken* aufschneiden, Schere gleich weiter in die
Ureteren bis an (nicht in!) die
Harnblase führen. *Harnblase* von der
durchschnittenen Urethra (oder vom
Fundus her bis in die Urethra) aufschneiden. Ureterenostien beachten
(sondieren).

8

a) Männliches Genitale: Abpräparieren des Rectum von der Prostata bis zum Peritonealüberzug von der unteren Durchtrennungsstelle her. Querschnitt in die *Prostata* von hinten. Einschneiden der *Samenblasen*. Samenstränge im subcutanen Fettgewebe zu beiden Seiten der Symphyse aufsuchen und an ihnen die *Hoden* aus dem Sack herausziehen. Einschneiden der Hoden und Hodenhüllen gegen den Hilus zu.

b) Weibliches Genitale: Aufschneiden der *Vagina* und des *Uterus* an ihrem linken Rand unter Schonung der *Harnblase* (linker Ureter wird dabei durchtrennt). Am Uterusfundus vom linken Tubenwinkel zum rechten schneiden. Ein Schnitt in die *Eierstöcke*.

13. Darm

Aufschneiden des Dickdarms, vom durchtrennten Sigmoid beginnend, an der Taenia libera bis in das Coecum. Aufschneiden der Appendix vom Coecum her. Durch die Valvula ileocoecalis in den Dünndarm und diesen am Mesenterialansatz aufschneiden (Schere nach rechts drehen, Darm nach links ziehen).

14. Schädelsektion

Hautschnitt hinter dem linken Ohr beginnend über den Scheitel hinter das rechte Ohr. Stumpf die Hautlappen nach vorne und hinten abschieben, Schädelkapsel an ihrem größten Umfang einsägen, tabula interna durch Meißel absprengen.

a) Falls möglich, knöcherne Schädelkapsel abnehmen. Sinus sagittalis sup. mit Schere eröffnen. Dura links entlang dem Sägeschnitt aufschneiden und zur Mitte zurückklappen. Mit einem Finger die in den Sinus sagittalis sup. einmündenden Venen von vorne nach hinten durchreißen. Dasselbe rechts. Falx vorne durchtrennen und zurückschlagen.

b) Falls knöcherne Schädelkapsel fest an der Dura haftet: Aufschneiden der Dura entlang dem Sägeschnitt, Falx vorne durchtrennen. Gehirn bleibt bei der weiteren Präparation in der knöchernen Schädelkapsel.

Stirnlappen herausnehmen. Durchtrennen der Nn. optici, der Carotiden, des Hypophysenstiels und der Nn. oculomotorii von links nach rechts. Herausheben der Schläfenlappen. Durchtrennung des Tentoriums entlang der Pyramidenkante von links bis zur Mitte und von der Mitte nach rechts. Durchschneiden der basalen Hirnnerven und des

10

Rückenmarkes (mit Aa. vertebrales)
möglichst tief im Rückenmarks-
kanal. Kleinhirn und Großhirn vorsichtig aus dem Schädel herausheben.

Wenn nach b) vorgegangen wurde:
Durchtrennung der hinteren Anteile
des Tentoriums und der Falx. Herauslösen des Großhirns aus der
Schädelkapsel (je 2 Finger rechts
und links von der Falx). Eröffnung
des Sinus sagittalis superior in situ
an der Schädelkapsel.

Eröffnung des *Sinus* sigmoideus,
transversus und cavernosus. Eröffnung der Trommelhöhlen durch Abmeißelung ihres Daches. Heraus-
präparieren der *Hypophyse* aus der
Sella: Dura umschneiden, hintere
Sellawand abbrechen, Hypophyse
am verbliebenen Durarest (nicht am
Parenchym!) mit der Pinzette fassen
und aus der Sella herauslösen.

15. Gehirnsektion

Darstellung der basalen Hirn-
gefäße bis in die Sylvi'schen Furchen

**a) Falls keine Besonderheiten
wahrzunehmen:** Durchtrennung der
Großhirnschenkel mit einem Schnitt
knapp am vorderen Rand der
Brücke. Anlegen von mindestens
drei parallelen Frontalschnitten
durch die Großhirnhemisphäre von

der Unterfläche her: 1. Schnitt vor
den vorderen Polen der Schläfenlappen; 2. Schnitt durch die Corpora
mamillaria; 3. Schnitt hinter dem
hinteren Balkenende; Einschnitt in
den Pons (aber nicht abtrennen!)
von vorne her. Senkrechter Schnitt
durch Medulla oblongata und Kleinhirn in der Höhe der Oliven.

**b) Falls Veränderungen an den
basalen Zysternen und Gefäßen vorhanden sind, die erhalten werden
sollen:** Ein horizontaler Schnitt
durch die Großhirnhemisphären, der
Stirn- und Hinterhauptpole ver-
bindet.

16. Knochenmark

Knochenmark an aufgesägtem
Sternum oder abgemeißelter Wirbelsäule prüfen. Eventuell Femur her-
auspräparieren.